동서양의 심신의학

마음은 몸으로 말한다

동서양의 심신의학

마음은 몸으로 말한다

■ 허 훈 지음

이담
Books

들어가는 말

몇 해 전 마음에 대한 다큐멘터리가 센세이션을 불러일으킨 바 있다. 한국심리학회를 위시하여 하버드 의대의 허버트 벤슨 박사 등이 참여하여 마음이 무엇인지, 희망과 긍정적 마음, 플라시보 등등이 우리 몸에 어떤 영향을 끼치는지를 꼼꼼히 살펴본 것이다. 나아가 무의식의 문제와 용서하는 방법에 이르기까지 마음에 관한 총체적인 물음들에 답하고 있다.

그 후에도 심신의학에 대한 논의는 계속되어 왔으며, 그야말로 눈부시게 발전하고 있다는 느낌을 받는다. 본고에서는 최근의 심신의학의 동향을 언급하려고 노력할 것이다. 하지만 '마음을 어떻게 바라보았는가'에 대한 동서양 모든 발상들의 흔적도 짤막하게나마 찾아보려 한다. 서구 중심의 심신의학은 물론이고 정기신의 사유를 담고 있는 『심인경』을 비롯하여, 동아시아 의하의 보고라 할 수 있는 『동의보감』의 마음에 대한 단상도 소개하려 한다.

심신의학이라는 범주에 포함될 수 있는 의학적 사유는 실로 광범위하지만, 주로 최근에 회자(膾炙)되고 있는 것들을 위주로 살펴본다.

심신상관에 대한 서구인의 시각은 우리와 사뭇 다르다. 우리는 누군가 마음의 병이 깊어졌다는 말을 들으면 곧 몸의 건강도 좋지 않을 것이라고 생각한다. 우리에게는 '모든 것이 마음에 달렸다'는 말이 어색하지 않다. 그러나 서양에서는 오랫동안 몸과 마음이 서로 무관한 것으로 간주됐다. 심신의학적 관점에서 서술된 책들은 적지 않지만, 여전히 회의적인 시각이 개입되어 있음을 보게 된다. 이런 혼란은 아직도 계속되고 있다. 마음의 소재(所在)에 관해서도 입장이 갈린다. 서구 의학과 과학의 영향으로 '마음은 곧 뇌'라는 생각이 지배적이지만, 아직도 '마음이 뇌에 있는가, 심장에 있는가'에 대한 논쟁은 계속되고 있다.

적어도 동양에서는 의학사를 통틀어 몸과 마음을 이원적으로 보는 시각이 존재하지 않았으나, 서양은 그렇지 않았다. 하지만 얼마 전부터 그곳에서도 몸과 마음을 바라보는 시각에 변화가 일고 있다. 최근 심신일원적 입장에서 의학적·심리학적 접근을 하는 서양의 연구들을 보면, 훨씬 더 우리보다도 정교하고 심화된 가설들로 이론적 접근을 시도하고 있다는 생각을 갖게 된다. 동양적 기법을 응용하여 서양인에게 적합한 새로운 심신의학적 기법들을 개발해 내고 있는데, 이제 우리가 이를 역수입하여 활용하고 있는 실정이다. 동서양의 심신의학적 기법들은 서로 투영되어 있기에, 심신의학의 현재적 의미를 찾고자 한다면, 굳이 동서를 구분지어 논의하는 것이 무의미하다. 이 책에서는 이런 사유들의 편린(片鱗)을 보여 주려 한다.

끝으로, 상일여자고등학교 심리 동아리 '프로이트'의 열 명의 학생(이소연, 정아영, 홍지예, 최서아, 이정민, 이민지, 정희영, 마수진, 이우녕, 유수빈)들은 임상심리학, 상담심리학, 인지심리학, 발달심리학, 후나(Huna)철학 등등 다방면으로 자신의 관심 분야를 설정하고 연찬(研鑽)을 거듭하고 있다. 청출어람을 기대한다.

CONTENTS

들어가는 말 ··· 5

심신의학의 유래 ··· 11

마음의 힘, 얼마나 큰가 ····························· 21

최면출산과 불임치료 ································· 33

운동역학, 양자의학 ··································· 37

NLP, TFT, EFT와 EMDR ······················· 45

음양오행과 화타의 심리치료 ··················· 55

심성의학, 심포의학 ··································· 69

사상의학, 희로애락의 심리학 ·················· 79

심리치유의 시작, 사랑 ····························· 87

깨달음은 곧 치유 ····································· 95

나가는 말: 일체유심조 ···························· 109

참고문헌 ··· 115

색인 ··· 119

심신의학의 유래

우리말에 "심보를 고쳐야 병이 낫는다."는 말이 있다. 이 말이 얼마나 진실에 가까운 것일까? 실제로 마음씨를 고치면 병이 낫는 것일까?

마음의 힘이 얼마나 큰가를 잘 나타내 주는 말로 일명 '플라시보 효과(placebo effect)'가 있다. 플라시보 효과는 우리말로 '위약효과'라고 한다. 특별하게 약의 효과를 내지 않는 보통 식품을 환자에게 특별한 효과가 있는 것처럼 강조한 후에 투여하면, 마치 실제 약의 효과처럼 유익한 작용을 나타낸다. 현재 플라시보 효과가 명백하다는 것은 잘 알려져 있다. 소위 '이중맹검법(二重盲檢法)'이라고 하여 환자는 물론이고 투여하는 의사 쪽에도 플라시보인 것을 알리지 않고 결과를 조사했을 때에도 유의미한 결과가 나오기 때문에 이 효과를 의심할 여지는 없다. 오히려 플라시보 효과는 매우 강력하여 웬만한 약(?)보다도 효과적이라는 조사결과도 적지 않다. 이와는 반대로 환자가 약의 효과를 의심해 약효가 떨어지는 현상도 나타나는데 이를 노시보 효과(Nocebo effect)라고 한다. 심지어 무해한 물질도 몸에 해롭다는 설명 뒤에 환자에게 투약하면 환자는 고통을 호소할 수 있다. 어떤 경우이든 간에 이 두 효과는 마음의 힘이 얼마나 큰 것인지를 말해 준다.

일명 '상상임신'은 마음이 얼마나 신체와 직결되어 있는가를 보여 주는 좋은 사례이다. 아기를 갖고 싶다는 욕망과 바람이 신체를 통해 표출된다. 실제 임신한 것과 똑같이 배는 부풀어 오르고 임산부는 심지어 배 속의 (가상의) 아기가 발길질을 하는 것을 느끼기도 한다.

이런 이야기는 이미 기원전 300년경에 히포크라테스(Hippocrates)에 의한 '자신이 임신했다고 믿어 월경이 중단되었으며 자궁이 부풀어 올랐던 열두 명의 여성들'에 대한 기록에도 남아 있다.

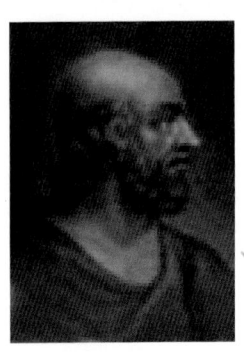
히포크라테스

그러나 서구에서 근대적 의미의 심신의학(psychosomatic Medicine)은 1918년 독일의 하인로트(Heinroth)가 처음으로 '정신신체적(psychosomatic: 'psycho'는 정신, 'somatic'은 신체라는 뜻)'이라는 용

어를 사용함으로써 시작되었다고 할 수 있다. 공식적으로 '심신의학'
이라는 이름 아래 본격적인 연구가 시작된 시점을 이때로 본다면, 심
신의학의 역사는 불과 100년이 채 되지 않았다고 할 수 있다.

1974년에 이르러서야 하버드 대학병원의 허버트 벤슨(Herbert
Benson) 박사는 처음으로 명상수련자의 생리적 변화를 현대적
장비로써 측정하고 명상(Meditation)의 신체효과에 대해 보고한
다. 그에 따르면, 명상을 하게 되면 심장박동수와 호흡률이 낮아
지며 대부분 혈압도 낮아진다. 반면에 세타 뇌파(θ파, 취침 직전
에 보이는 뇌파)는 증가하여 심리적으로 안정을 찾게 된다.

그래서 고혈압 환자들에게 서구화한 명상법을 처방하기 시작
했는데, 그는 여러 나라의 명상법을 단순화시켜 누구나 – 특히 미
국인들이 – 쉽게 따라 할 수 있게 만든 것으로 유명하다. 만병통
치약이라고 할 수 있는 동양의 명상이완방법을 과학에 접목시켜
서양인에게 맞는 방법으로 개발했는데, 이완 반응을 일으키려면
'반복'이 중요하다고 한다. 그는 주로 '옴(Om)' 소리를 사용한다.

하지만 14개 언어로 번역되었다는 그의 1975년작 『긴장완화
반응(The Relaxation Response)』은 명상을 동양과 상관없는 것
으로 만든 것이다. 이 방법은 모든 종교적 전통에 존재했던 것으
로 명상을 하기 위해 불교나 힌두교 신자가 될 필요가 없다는 점
을 내세운다. 아마도 동양적 · 종교적 색채를 지움으로써 서양인

들이 느끼는 동양적인 이질감을 덜려는 의도였을 것이다. 또한 과학적인 방법에 접목시킴으로써 보다 쉽게 그들을 납득시키고, 용이(容易)한 수용이 가능했을 것이다.

우리는 혈압을 측정할 때 쉽게 마음의 위력을 실감한다. 긴장을 하거나 흥분하면 혈압 수치는 즉시 올라가며, 안정을 되찾으면 곧바로 혈압수치도 내려간다. 마음의 상태에 따라 신체 변화가 수반된다는 사실을 일상에서 쉽게 체험할 수 있다. 그럼에도 불구하고 얼마 전까지만 해도 서양의학에서는 눈에 보이는 신체적 질병만을 인정하고 측정되지 않는 마음의 병은 정신과 질환으로 구분하여 이분학하여 왔다. 심신상관적 사유에 익숙한 동양인에게는 다소 엉뚱하다고 느껴지겠지만, 1985년 「뉴잉글랜드 의학저널(The New England Journal of Medicine)」은 질병과 정신상태가 연결되어 있다는 믿음은 근거 없는 낭설이라고 일축한다. 이런 견해는 소위 '데카르트적 이원론'이 아직까지도 그 영향력을 발휘하는 것은 아닌가 하는 생각을 갖게 한다. 비록 프랑스의 철학자 데카르트(René Descartes, 1596~1650)는 육체에 대한 영혼의 우월성을 분명하게 말하고 있지만, 영혼이 육체의 운영에는 전혀 관여하지 않는다고 보았다. 인간의 육체는 시계와 같이 자체적인 구조와 원리에 의해 작동된다는 것이다. 이것이 그의 유명한 '시계의 비유'다. 시계가 크고 작은 톱니바퀴로 구성되어 있듯이 인체는 여러 기관으로 배치되어 있으며, 태엽의 힘을 원동력으로 시계가 작동하듯이 인체는 열이 운동을 가능케 하는 원동력이라는 것이다. 데카르트는 근대적 사유의 문을 열어젖힌 철학자로 평가받아 왔지만, 반면에 서구 문명이 초래한 폐해의 진원지로 지적받아 왔다. 하지만 이 모든 것의 책임이 데카르트 한 개인에게 있지는 않을 것이다. 그는 심신이원론의 상징일 뿐이다.

데카르트를 근대철학의 창시자라고 한다면 그 재건자라고 할 수 있는 임마누엘 칸트(Immanuel Kant, 1724~1804)는 『순수이성비판』에서 "웃음은 ……내장과 횡격막을 움직이는 정서 상태를 유발한다. 다시 말하면 웃음은 우리가 만족을 느끼도록 건강한 정서를 만들어 낸다. 이와 같이 우리는 영혼을 통해 신체에 도달할 수 있고, 영혼을 신체의 의사로 사용할 수 있다."고 하였다.

미국에서 심신의학이 학문적 체계를 갖춘 것은 1930년대라고 하지만, 본격적인 등장은 명상에 대한 연구가 시작된 1975년 즈음이며, 1980년 중반에 가서야 사람들이 관심을 갖기 시작했다.

이제 현대의학에서 스트레스는 거의

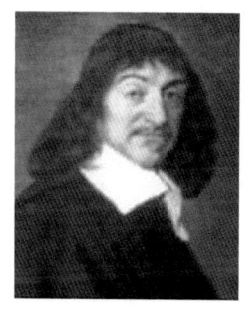

데카르트

모든 병의 원인으로 꼽힌다. 심적인 원인이 대부분 질병의 원인이 된다는 의미다. 캐나다의 내분비학자 한스 셀리(Hans Selye, 1907~1982)는 1950년 '스트레스'를 규정지으면서 현대인에게 스트레스가 미치는 영향은 분명하다고 보았다. 본래 스트레스란 물리학에서 사용되었던 용어로 개체에 가해지는 압력이나 물리적 힘을 가리키는 것이었다. 그런데 이제 스트레스가 질병을 일으키는 중요한 인자로 꼽히게 되었다. 그의 말을 빌리자면, "건강과 행복의 비결은 끊임없이 변하는 환경에 성공적으로 적응하느냐의 여부에 달려 있다. 거대한 적응 과정에 실패한다면 치러야 할 대가는 질병과 불행"이라는 것이다. 하지만 1950년대와 60년대 초반 스트레스로 인한 건강의 손실에 대해 엄청난 논쟁이 일어난다. 과연 스트레스는 건강에 얼마나 악영향을 끼치는 것일까. 분명한 것은 스트레스가 '쌓인다'는 것이고, 이것이 계속 진행되면 소위 '히스테리(Hysterie)'를 부리게 된다는 사실이다. 히스테리는 어떤 정신적 원인에 의하여 일어나는 비정상적인 흥분상태를 통틀어 이르는 말인데, 운동 마비, 실성(失性), 경련과 같은 이상 신체증상이 나타난다.

서구의 심신의학은 초기에는 히스테리와 같은 질병을 주요 대상으로 시작하였으나 후에 정신적인 원인이 신체의 질환을 나타낼 수 있다는 생각으로 확대된 것이다. 히스테리는 자궁이라는 뜻을 가진 그리스어 히스테라(hystera)를 따서 이름이 붙여진 것이다.

지금은 히스테리를 정신적·심리적 갈등 때문에 일어나는 정신신경증이라고 보고 있지만, 고대학자들은 여자들이 규칙적으로 임신하지 않으면 히스테리에 걸린다고 생각했다. 중세에는 마법이나 마귀 때문이라고 생각하였으며, 자궁이 몸 안에서 돌아다니기 때문에 생긴다고 여겨 마법을 걸기도 했다. 그리고 19세기 말에 이르러서야 샤르코(Jean Martin Charcot, 1825~1893), 프로이트(Sigmund Freud, 1856~1939) 등의 연구에 의해 비로소 오늘날의 히스테리 개념이 확립된 것이다. 즉 히스테리를 비롯하여 신경증 일반에서 심적 갈등의 역할을 중요시한 것은 프로이트의 정신분석이었다.

하지만 스트레스로 인한 질병과 전염에 의한 질병이 전혀 다를 것이라고 생각하기 쉽다. 그러나 역시 면역계는 신경계의 간섭에 의해 조절된다. 즉 스트레스는 면역기능을 저해함으로써 전염에 의한 질병에 걸리게 한다.

그래서 1980년 정신신경면역학(PNI, Psycho - neuro - immunology)이라는

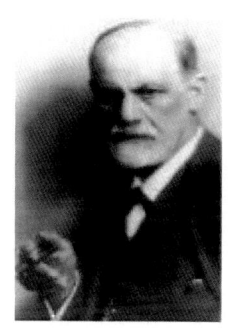

프로이트

말을 처음으로 사용한 로체스터 의과대학의 심리학교수 로버트 애더(Robert Ader)는 병이란 단순히 세균이나 상처로만 설명이 불가능하며, 감정적인 요소가 모든 병에 매우 중요하게 작용한다고 보았다. 예컨대 암환자의 사망은 암으로 인한 것보다는 암 선고를 받고 난 후의 심리적 요인으로 사망하는 경우가 더 많다고 하였다. 이에 심리체계와 면역계 그리고 신경계 사이의 상호작용을 다루고 있다. 이제 정신신경면역학의 등장은 의학계에서도 제3의 혁명이라고 일컬어지기도 한다. 오늘날의 정신 – 종양학(psycho – oncology) 또한 마음은 암 조직과 연결되어 있다는 생각이 발전되어 나온 것이다. 커다란 심리적 충격에 빠졌을 때 '죽고 싶다는 마음'이 일어나는데, 죽고 싶다는 마음이 결국 '죽을병'인 암을 일으킨다는 것이다. 그래서 정신과 의사 홀랜드(Jimmie Holland)는 암의 발생과정을 연구하면서, 많은 암 환자들에게서 암이 발병하기 6～8개월 전에 커다란 심리적 충격이 있었음을 발견한다.

그러나 아직까지도 서양의 의학계는 '유전자(DNA) 중심설'을 위주로 뉴턴의 물리학적 패러다임을 그대로 고수하는 경향이 강하다. 대조적으로 양자물리학에서는 원자를 구성하는 전자의 경우 어떤 때는 입자로, 어떤 때는 파동으로 관찰되는데, 이것은 순전히 전자를 관찰하는 관찰자의 '마음'에 달려 있다는 놀라운 사실에 주목하여 마음을 본격적으로 연구하기 시작한다. 서양과학이 마음에 눈을 돌릴 때, 서양의학계는 다소 다른 길을 걸어온 것이다.

　이처럼 서양의학은 이미 수천 년 전부터 마음과 신체를 하나로 보았던 동양의 전통의학과는 사뭇 달랐다. 동양의 전통의학은 몸과 마음을 하나로 보고 마음을 통해 신체의 질병을 치유할 수 있다고 생각해 왔다.

　그러나 최근에는 오히려 서양에서 더 적극적으로 심신의학(Mind‒Body Medicine)을 받아들이고 이를 질병 치유에 응용하려는 움직임이 활발하다. 하버드대학교 심신의학센터(Mind‒Body Center)에서는 신체의 질병을 치유하는 데 명상을 적극 활용하고 있다.

마음의 힘, 얼마나 큰가

하지만 '마음'에 관한 논의는 과학적 엄밀성을 갖추기 어렵다. 과학적 접근을 통해 마음을 해명하려는 시도는 계속되고 있지만, 근본적으로 마음현상은 형이상학적 차원에 있는 것으로 남김없이 그것이 과학적으로 규명된다는 것은 불가능하게 보이기 때문이다.

일부 뇌를 연구하는 과학자들이 뇌의 작용 기전을 규명하면 마음현상도 이해할 수 있다고 주장하지만 인간의 두뇌 자체가 신비스러운 영역이 많아서 이를 온전하게 이해하려는 작업 또한 만만치 않다. 따라서 심신의학에 관한 내용들을 다소 회의적으로 바라보는 시선들도 있다. 그러나 직감적으로 우리는 마음의 힘이 얼마나 큰지 안다.

알버트 슈바이처(Albert Schweitzer)의 말은 심신의학의 기본 정신을 잘 표현하고 있다. "환자는 자기 속에 자신의 의사를 모시고 있다. 환자는 그러한 사실을 모르고 병원으로 치료받으러 온다. 그러므로 훌륭한 의사로서 우리가 할 일은 환자 속에 있는 의사가 스스로 일할 수 있는 기회를 갖게 해 주는 일이라고 할 수 있다."

이 말은 어쩌면 '아프리카 원주민들의 금기(禁忌)'에 관한 슈바이처 박사 자신의 체험에서 나온 것일 수도 있다. 아프리카 원주민들은 새로 아기가 태어나면, 그 아기의 아버지는 술을 마시고 취중에서 태어나는 아이의 금기를 말한다고 하는데, 이 금기에 의해 실제로 아기가 죽은 경우를 슈바이처 박사는 많이 목격했다는 것이다.

그가 체험했던 한 가지 극단적인 사례는 마음의 위력이 얼마나 큰가를 잘 말해 준다. '바나나를 먹으면 죽는다'는 금기를 가진 원주민이 있었는데, 멀쩡했던 이 원주민은 바나나 요리를 했던 냄비를 씻지 않은 채 그 냄비로 다른 요리를 하여 음식을 먹었다는 사실을 듣는 순간에 병이 났으며 그만 죽고 말았다는 것이다. 만약 죽은 원주민이 그 냄비로 바나나 요리를 했었다는 사실을 듣지 않았다면 아무 일도 없었을 것이다.

물론 이런 일은 아프리카에서만 일어나지 않는다. 북아메리카 여성들은 폐경 뒤에 얼굴이 화끈거리거나 밤에 땀을 흘리는 '일과성 열감(一過性熱感, hot flash)' 증상을 보이지만, 일본 여성들은 그런 일이 거의 없다.

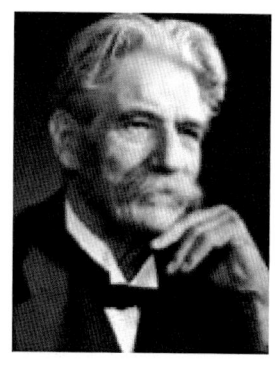

널리 알려진 라이트 씨의 이야기
는 1957년 정신의학 학회지에서 보
고된 이후 대체의학회의 암보고서에
끊임없이 인용되어 왔다.

라이트는 오렌지 크기의 종양이
그의 목, 사타구니와 겨드랑이에 퍼
져 있어 산소 호흡기 없이는 숨도
제대로 쉴 수 없는 상태의 환자였다.

알버트 슈바이처

어떤 치료법도 소용이 없었기에 의사도 포기한 상태였다.

마침 라이트가 입원해 있던 병원이 크레비오젠이란 신약 평가
실험 병원으로 선정되었고, 이 약은 곧 기적의 치료약이 될 것이
라는 소식을 접하게 된 라이트는 자신에게 투약할 것을 끈질기게
요구했다. 의사는 투약 시기가 맞지 않는다는 이유로 거부했지만,
그의 끈질긴 요구에 못 이겨 결국 라이트에게 신약을 투여하게
된다. 그런데 놀랍게도 침대에서 일어나지도 못했던 라이트는 불
과 사흘 만에 병동을 걸어 다니며 간호사들과 수다를 떨었으며,
그의 종양의 크기는 원래 크기의 절반으로 줄어들어 있었다.

하지만 크레비오젠이 실제로 효과가 없다는 기사가 신문에 실
렸으며, 이 보도를 접한 라이트의 병세는 다시 악화되었다. 이런

상황에서 담당의는 약간의 편법을 쓰기로 하고 약효를 개선한 새로운 크레비오젠이 들어오면 가장 먼저 투약하겠다고 그를 달랜다. 드디어 새로운 약은 도착했고 담당의는 주사를 놓는다. 하지만 의사가 두 번째로 투약한 것은 크레비오젠이 아니라 증류수였다. 그러나 이번에는 라이트 씨의 병세가 첫 번째보다 더욱더 극적으로 호전되었다. 불과 일주일 전만 해도 숨도 제대로 못 쉬어 산소호흡기에 의존했던 그가 완치 판정을 받고 자신의 비행기를 타고 집으로 되돌아간 것이다.

하지만 다시 한 번 병세가 악화되는데, 미국의 한 의학협회에서 크레비오젠이 무용지물이라는 성명을 발표하였고, 이 기사를 읽고 충격을 받은 뒤였다. 결국 라이트 씨는 이틀 뒤에 사망했다.

하버드 대학 과학사 교수 앤 해링턴(Anne Harrington)은 이 이야기를 자신의 저작 『마음은 몸으로 말을 한다(The cure within: A history of mind‒body medicine)』에서 소개하면서, 라이트의 사례는 암시(Suggestion)에 의한 치유로서 "실제로 의사의 도움으로 '치료'된 것이 아니라 자신의 마음을 사용하여 스스로 모든 '변화'를 일으킨 것"으로 해석한다. 하지만 "이는 그저 일부 정신적인 면에 국한될 뿐 신체와는 상관이 없으며", 따라서 "병세가 호전된 것이 아니라 암시에 걸려 환자가 자신의 상태를 자각하지 못하는 것뿐"이라고 보았다.

과연 그럴까? 처음에는 종양의 크기가 절반으로 줄어들었고, 나중에는 완치판정을 받았다는 것은 무슨 말일까. 슈바이처의 체험담은 이에 대한 반증이 될 수 없을까? 사실 '암시'의 힘에 의존하는 대체의학 중에는 '유도영상법(Guided imagery)'이라는 기법이 있다. 이 기법을 사용하는 일부 치료자들은 암환자들에게 면역계 세포들이 암 덩어리를 공격하는 장면을 실감나게 영상화해 보라고 주문한다. 한의학에는 환자에 대한 암시를 통해 병을 치료하는 '광치요법(誑治療法)'이라는 것이 있다.

나아가 '바이오피드백(Biofeedback)'은 우리가 마음대로 조절할 수 없는 맥박, 혈압, 피부 온도 등과 같은 자율신경을 어떤 특정한 정신 훈련을 통해 변화시킨다. 놀랍게도 대부분의 사람들이 8~10회의 치료과정을 마치면, 맥박이나 혈압을 올리거나 낮추며 위장 기능을 조절하는 것이 가능하다고 한다.

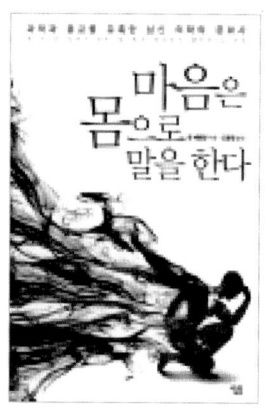

『마음은 몸으로 말을 한다』는 방대한 심신의학의 역사를 문화사적 관점에서 바라본 책이다. 어찌 보면 우리에게는 지극히 당연한 '마음이 몸에 영향을 미친다'는 오랜 생각이

『마음은 몸으로 말을 한다』

어떻게 변모해 왔는가를 꼼꼼하게 되짚어 보고 있다. 중세시대부터 내려온 신내림과 악령을 쫓는다는 퇴마사, 암시, 최면술 이야기에서부터 서구의 현대생활에 새로운 희망이 된 동양의 명상, 플라시보와 긍정적인 사고, 미국에서 선풍적인 인기를 끌었던 '신사고'에 이르기까지 여러 사례들을 열거하고 있다. 그리고는 "마음속에 간직한 고통스러운 비밀 때문에 우리의 몸이 병에 걸린다."는 사실을 지적하며, 미국의학에서 마음에 관한 연구가 주류의학에서 어떻게 인정받게 되었는가를 설명하고 있다.

이처럼 서구에서 마음이 몸에 영향을 미친다는 사실이 인정받기에는 실로 오랜 세월이 필요했다.

하지만 보통 우리는 '마음의 병이 깊어져 (몸의) 건강을 해쳤다.'는 이야기를 듣고, 그 마음과 몸과의 연관관계 자체를 의심하지 않는다. 당장 머릿속으로 잘 익은 레몬을 반으로 갈라 즙을 짜내 맛을 보고 있다고 생각해 보자. 곧 우리의 침샘에는 그 신맛을 느끼는 듯 침이 고인다. 누군가와 다투면 곧 밥맛을 잃는다. '위장은 마음의 거울'이라는 말도 이래서 나왔다.

그러면서도 실제 병이 들면, 그 원인을 외부에서 찾는다.

심신의학에서는 병고를 겪고 있는 환자들의 흔한 불평, 즉 "하필 왜 내가 이런 병에 걸렸을까?"라는 식의 탄식을 받아 주지 않는다. 모든 질병은 '일체유심조(一切唯心造)'라는 말처럼 마음에서 비롯된 것이라고 생각하기 때문이다. 심신의학적 입장에서 볼 때 질병은 각자의 마음에서 비롯된 것임에도 불구하고, 사람들은 마치 운이 나빠서 질병이 어디에선가 뚝 떨어져 자신에게 찾아온 것으로 치부한다는 것이다.

모든 질병은 자신의 마음에서 비롯되는 것이다. 그렇다고, 내가 지금 질병에 시달리고 있다고 해서 자괴감에 빠질 필요는 없다. 그 누가 모든 질병으로부터 자유로울 수 있을까. 실제로 환자들이 자신의 병을 통제하지 못하는 것에 대해 죄책감을 느끼는 점을 걱정하여 제1세대 정신종양학자들은 의도적으로 '마음과 몸은 별개'라는 주장을 단호하게 펼치기도 했다.

그렇다면 질병을 어떻게 바라보아야 할까? 병은 심적·영적인 문제를 함축하고 있으며, 그 메시지를 경청해야 한다는 의미로 받아들여야 한다. 만약 '고개를 숙이거나 머리를 젖힐 수 없다면 나의 생각이 완고해서 다른 사람의 생각이나 관점을 무시하고 있는 것이 아닐까'라는 식으로 몸의 증상이 말해 주는 메시지를 알아낼 필요가 있다. 마치 '통증'이 신체의 어딘가가 잘못되어 가고 있으니 고쳐 달라는 신호를 보내듯 말이다. 통증은 신체의 이상(異常)상태에 대한 반응이다. 그것이 아니라면 긴장이나 스트레스 혹은 적개심에 의하여 통증이 나타난다. 어느 경우이든 통증은 우리에게 고칠 것이 있다고 알려 주는 신호이다. 이 경고를 무시하면 더 큰 통증이 나타난다. 나병의 심각성은 통증을 느끼지 못하기 때문에 손가락, 발가락 등을 잃게 된다는 데 있다. 그럼에도 사람들은 통증의 근본 원인을 알려는 노력은 소홀히 하고, 사소한 통증에도 너무도 쉽게 진통제를 복용한다. 진통제는 병을 감추는 것이지 치료하는 것이 아니다.

겉보기에 몸이 아파서 일을 쉬거나 학교에 갈 수 없는 학생이 있다면, 이는 그 이전에 마음에서 병을 지어냈기에 몸으로 나타난 것이다. 학교를 가기 싫어하는 학생이 꾀병을 부린다면, 그 꾀병은 등교하고 싶지 않다는 마음에서 비롯된 것이며 실제로 신체는 이상증상을 보인다. 즉 꾀병이 실제 질병이 되고 만다. 친구들로부터 왕따를 당하는 학생이 있다면 심적인 괴로움이 신체적으로는 과민성 대장증상으로 나타날 수 있다. 부모에게 사랑을 받고 싶어 하는 아이는 부모의 관심을 끌기 위해 질병을 이용할 수 있다. 보통의 부모라면 아이가 아프다고 호소하면, 갑작스레 큰 관심을 쏟는다. 그러면 실제 아이는 아프게 된다. 부모가 학교에 가기 싫어하는 아이에게 '몸이 좋지 않으니 집에서 쉬어라'라고 말한다면, 실제 다음에는 등교를 하고 싶지 않을 때마다 몸이 쉽사리 아프게 된다.

그렇다면 그 이면을 보면 질병은 하나의 해결방법인 셈이다. 심적으로 부족하고 병든 부분은 신체(질병)를 통해 드러나기 때문에 신체를 치유해 가는 과정에서 병든 마음도 고쳐질 수 있기 때문이다. '병들어 쓰러졌다'는 사실은 '쉬고 싶다'는 심적인 의도가 겉으로 드러난 것이다.

그렇다면 어떤 감정이 신체에 부정적으로 작용하여 질병을 일으키는 것일까? 대체로 심신의학자들은 건강을 해칠 수 있는 가장 부정적인 감정으로 '미움'을 손꼽는다. 또한 이에 다음가는 부정적인 감정은 '걱정(두려움)'이다. 둘 다 신체에 치명적인 해를 입히지만, 미움의 감정은 스스로 비교적 재빠르게 인지하기 쉬운데 비해 걱정은 자각하지 못하는 사이에 빠져들기 쉽다.

흔히 우리가 생각하는 부정적인 감정들, 예컨대 '화내고, 증오하며, 슬퍼하고, 불안해하고, 지나친 욕심을 부리는' 감정들은 건강을 해친다. '비난'하는 사람은 물론이고 관용의 마음을 갖지 못하고 사사건건 시시비비 가리기를 좋아하는 (비판적인) 사람이 건강하기란 어렵다. 생각이 완고한 사람들은 "당신이 어떻게 나에게 그런 식으로 말할 수가 있느냐?"는 식의 고집스런 자신만의 관점을 지닌 경우가 많다. 반면에 용서하는 마음에 미움이란 감정이 스며들 수는 없다. 따라서 용서, 감사, 사랑의 감정은 질병을 치유한다.

의사이자 심리학자인 독일의 뤼디거 달케(Dahlke)는 "어떤 연극이 비극적이라면 무대(신체)가 비극적인 것이 아니라, 그 연극 자체(마음)가 비극적인 것"이라고 말한다. 즉 어떤 상황이 비극적이라고 생각된다면 그 사건이나 상황을 인식하는 사람의 마음이 비극적인 것이다. 무대는 단지 그 비극을 표현할 수 있는 장소에 불과한 것이다. 마치 물감이나 주판이 없다면 그림을 그릴 수 없고 계산을 할 수가 없듯이 물질(신체)은 마음을 표현할 수 있는 수단이지만 그것의 사용 여부와 쓰임새는 여전히 마음에 달려 있는 것이다. 따라서 신체가 병들었다면 마음을 되돌아보아야 한다. 즉 '질병은 치유와 깨달음으로 향하는 가능성이며 길'인 것이다.

독일에서 선풍적인 인기를 끌었던 그의 저작『몸은 알고 있다』(원명 Krankheit als Weg)에서는 심신상관의학의 입장에서 모든 질병의 원인을 철저하게 왜곡된 마음에서 찾고 있다.

이런 주장은 존 사노(John E. Sarno) 박사의 '통증은 마음의 병'이라는 주장과 맥락을 같이한다. TMS(Tension Myosiyis Syndrome: 긴장성 근육염 증후군)이론의 창시자인 그는 "무의식에 내재된 격노(격심한 분노)가 자신을 감추기 위해 몸에 통증을 일으킨다."고 주장한다. 바꿔 말하면 "무의식에 내재된 격노가 신체 통증이라는 회로를 찾아서 마음의 고통을 줄이기 위해 신체를 아프게" 하는 것이다. 따라서 통증을 없애려면 "자신의 통증이 신체적인 결함에서 오는 것이 아니라 무의식에 의한 것임을 인식"해야 한다.

무의식중에 일어난 일은 현재 의식으로 인지할 수 없는 것이기 때문에 별 의미가 없다고 말하는 사람들도 있다. 그렇지만 플라시보·노시보 효과는 무의식중에서도 힘을 발휘하여 현실로 나타난다. 지난 수십 년 동안 외과의사들은 마취상태의 환자들이 수술 중에 일어난 일에 대하여 아무것도 모를 것이라고 생각했지만, 실제로는 수술 중임에도 불구하고 모든 말들을 듣는다는 것을 알게 되었다. '치료가 어렵다', '상태가 심각하다'는 말을 했을 때 환자들은 회복이 잘 되지 않으며, 반대로 긍정적인 표현을 하면 회복이 빠르게 된다는 사실을 알게 되면서, 이제 수술 중에도 부정적인 표현을 하지 않는다.

놀랍게도 그의 책(『Healing Back Pain』, 『Mind/Body Prescri - ption』)을 읽으면 통증이 완화된다고 하는데, 이는 무의식이 원인임을 알게 되어 더 이상 통증을 신체증상으로 돌릴 필요가 없어지기 때문이다.

최면출산과 불임치료

최면술(催眠術)이 어떤 기전으로 작용하는지는 알려져 있지 않다. 하지만 평범한 사람들은 접근하기 어려운, 신비로운 듯이 보이는 최면술도 그 실상을 들여다보면 특별한 내용을 담고 있지 않다는 사실을 알 수 있다. 단지 사람들이 미처 깨닫지 못했던 마음의 힘을 이용하여 신체로 현시(現示)할 때 그 효과에 사람들은 놀라움을 금치 못하는 것이다. 가령 (최면에 걸려) 눈을 뜰 수 없다든지, 손을 움직이지 못하고 발을 바닥에서 뗄 수 없는 신체적 현상은 바로 피험자 자신의 마음에서 비롯된 것이지 최면술사의 능력에서 나온 것이 아니다. 최면술사는 피험자의 마음이 얼마나 큰 역할을 할 수 있는가를 잘 알고 있기 때문에 피험자의 마음을 움직일 뿐이다. 그에게 특별한 기술이 있어야 한다면 사람의 마음을 의도한 바대로 잘 유도해 갈 수 있는 심리적인 환경을 조성하는 기술이 있어야 한다.

하지만 피험자는 최면술사가 보통 사람과는 다른 특별한 능력을 지니고 있기 때문에 자신을 최면으로 유도할 수 있다는 기대감을 갖고 있다. 최면술사에 대한 이런 기대와 믿음이 최면 효과를 불러온다. 믿음이 확고하면 확고할수록 그 효과는 배가(倍加)되기 때문에 '믿음'이 중요해진다. 일단 최면상태로 들어가면 실제 신체는 최면술사의 요구에 따라 움직인다(그렇다고 해서 피험자의 도덕적 신념이나 종교적 신념에 반하는 어떤 일을 하도록 만들지는 못한다.). 예컨대 평범한 고령의 할머니가 30킬로그램이 넘는 역기를 손쉽게 번쩍 들기는 어려울 것이다. 그러나 최면상태에서는 가능한 일이다. 최면에 빠지면 바늘로 찔러도 통증을 느끼지 않으며, 깊은 최면에 빠지게 되면 수술을 하는 동안 환자는 통증을 덜 느낄 수 있다. 그래서 실제로 에테르 마취가 도입되기 전에는 최면술이 마취 목적으로 사용되기도 하였다.

이만큼 마음으로 믿는다는 것은 실제적인 육체적 현상으로 나타난다. 그래서 자신이 스스로를 컨트롤하는 소위 '자기암시'도 가능해진다. 18, 19세기 최면가들은 모두 의사들이었으며, 1956년경 미국의사협회는 최면이 수술 통증을 경감한다는 것을 공식적으로 인정했다.

심지어는 최면출산(메리 몽간법)은 '분만에 고통이 없다.'고 말한다. 본래 자궁도 하나의 근육으로 제 기능을 발휘하는 것이므로 출산의 고통이라는 것은 있을 수 없다는 것이다. '어찌 그럴 수 있을까'라는 생각이 들지만 최면상태에서는 바늘로 찔러도 아프지 않다는 사실에 비추어 본다면 그리 놀랄 일이 아니다.

실제 산모들이 느끼는 고통은 '출산은 고통스러운 것'이라는 고정관념에서 비롯된 것이다. 아마도 수많은 매체와 영상물들이 고통스런 출산 장면을 반복하여 보여 줌으로써 이런 고정관념을 만드는 데 일조했을 것이다. 따라서 최면출산에서는 '자기 최면'을 통해 몸을 이완시키고 몸이 본연의 기능을 할 수 있도록 한다. 분만에 대한 두려움을 없애는 과정을 거치면 산모들은 자궁 속의 아기가 나오려 할 때 자신의 몸이 믿을 수 없을 정도로 강해지는 것을 느끼게 된다고 한다.

이처럼 이완의 효과는 놀라울 정도로 크다. 불임환자들에게 이완법을 가르치면 임신확률을 높일 수 있다. 앨리스 도마(Alice Domar) 박사의 이른바 '불임 치료를 위한 심신프로그램'인데, 이 임상프로그램에 참가한 여성들의 임신 비율은 무려 6개월 이내에 **45%**에 이른다.

최면과 출산

운동역학, 양자의학

데이비드 호킨스(David R. Hawkins) 박사의 논문 「인간 의식수준에 대한 질적·양적 분석과 측정」과 저서 『의식혁명』(원제: Power VS Force)에서는 소위 '운동역학(Kinesiology)'을 소개하고 있는데, 이것은 마치 오링테스트와 같이 자극에 대한 근육의 반응을 보는 것과 같다. 진실과 허위에 대한 그의 운동역학적 반응 연구는 "긍정적이고 참된 것은 근육에 강한 반응을 가져오는 반면, 부정적이고 거짓된 것은 근육을 약하게 한다."는 원리에 기초한 것인데, DNA 테스트처럼 정확하다는 것이다. 이런 사실은 처음에는 20세기 후반 미국의 조지 굿하트(George Goodheart) 박사가 인체에 좋은 영양물질의 자극은 근육의 힘을 증가시키고 해로운 물질의 자극은 근육의 반응을 현저히 약화시킨다는 사실을 발견하고 이를 '응용운동역학(Applied Kinesiology)' 혹은 '응용근신경학'이라 명명한 데에서 시작되었다. 이 응용근신경학은 근육의 반응을 통해서

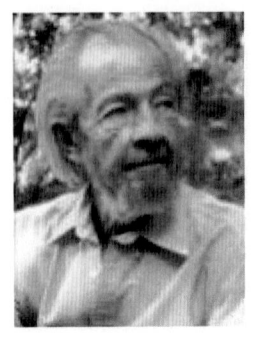

데이비드 호킨스

우리 몸의 건강 상태를 파악하고 질병을 예방하고 치료하는 학문이다. 근육을 내장과 연계시키는 것은 호르몬, 혈액, 신경, 임파액 등이며, 또한 근육 기능은 신체적, 정서적 건강을 반영하기도 하고 결정짓기도 한다고 주장한다. 감정상태와 근육의 강약이 무슨 상관이란 말인가? 그러나 (예컨대) 특정 스트레스를 머리에 떠올리면 근육이 약해지는데, 정신적 스트레스와 관련된 근육은 큰가슴근 빗장뼈 분지다.

이어 1970년대 말 존 다이아몬드(John Diamond) 박사는 "육체는 비단 물질적인 자극뿐만 아니라 감정적이고 지적인 자극에도 근육이 강화되거나 약화된다."는 흥미로운 사실을 발표했다. 이를 호킨스 박사는 수십 년간의 임상 시험으로 모든 사람들에게 예외가 없다는 보편성을 확보하고 인간의 의식 수준의 모든 영역을 대수(對數)로써 1부터 1,000까지의 레벨로 수치화시켰다. 이 것이 그가 만든 <의식의 지도(logarithmic scale)>인데, 여기에는 인간이 지니는 감정이나 인식, 태도, 세계관, 영적 믿음 등이 수치화되어 있다. 가장 낮은 대수의 수치 20은 수치심이고 가장 높은 수치 1,000은 깨달음의 수준이다.

여기서 그가 주목하는 수치는 200이다. 수치 200은 '용기'의 수준으로 의식 진화의 분기점이라고 한다. 용기야말로 인생을 긍정적으로 전환시켜 줄 수 있는 힘이다. 따라서 200 이하의 수치는 영향력이 부정적이고 근육반응이 약하게 나오는 데 비해, 그 이상은 영향력이 긍정적이며 근육반응도 강하게 나온다.

이렇게 본다면 이 '의식의 지도'는 심신의학의 견지에서 볼 때 상당히 의미심장한 것이다. 용기(200) 이하의 자존심(175), 분노(150), 욕망(125), 두려움(100), 슬픔(75), 무기력(50), 죄의식(30), 수치심(20)은 심리적 건강에 파괴적으로 작용하며 신체의 질병을 초래한다는 의미를 갖기 때문이다. 반면에 중용(250), 자발성(310), 포용(350), 이성(400), 사랑(500), 기쁨(540), 평화(600), 깨달음(700~1,000)은 치유(healing)의 힘을 갖는다. 정확히 말해 540의 수준에서는 치유가 시작된다.

예컨대 에너지 수준이 '중용'의 단계에 이르면 (250 이하의) 보통사람들이 전형적으로 보여 주는 흑백논리에서 벗어나 정서가 안정되고 포용력을 갖게 된다.

하지만 세계 인구 전체에서 540 수준에 도달하는 이들은 인구의 0.4%에 불과하다. 전 세계 인구의 78%가 분기점인 200 이하에 속한다. 이들은 영적인 진실에는 관심이 없다. 1,000만 명 중 한 명만이 600 이상의 수준에 도달한다(간디의 행동동기는 700

의 수치를 보였으며 크리슈나·붓다·예수는 1,000에 이른다고
한다.). 단순 비교를 하면, 우리 남한 인구를 5천만이라고 한다면
600 이상 의식레벨을 가진 사람이 겨우 5명에 불과하다는 말이
다. 붓다는 말한다. "인간으로 태어나는 것은 드문 일이다. 깨달
음에 대해 듣는 것은 더욱 드문 일이다. 그중에서도 가장 드문
것은 깨달음을 추구하는 일이다."

많은 사람들이 평생에 걸쳐 주위에서 영적 진실이나 깨달음을
추구하는 단 한 사람도 만나지 못하는 것은 이 때문이다. 또한
태어날 때의 의식수준이 한 생애를 통해 겨우 5점 정도 올라간다
는 호킨스의 얘기는 서글프게 들리지만, 그래도 희망적인 것은
인류의 의식이 냉전이 끝난 1980년 말기에 갑자기 190에서 204
로 상승했으며, 이제 21세기에 들어서는 207레벨에 도달했다는
사실이다.

이러한 측정이 가능한 것은 인간 신경 조직이 세상에서 가장 고
도로 발달되어 있기 때문이다. 그런데 양자이론(quantum theory)
에서는 이것이 항상 어느 곳에서도 가능하다는 것을 알려 준다.

이와 관련하여 주목해야 할 인물은 '심신의학(心身醫學·mind
-body medicine)'의 세계적 권위자 디팍 초프라(Deepak Chopra)
박사다. 그는 인도의 아유르베다(Ayurveda)와 서양의학을 접목시킨
심신의학의 창안자로 알려져 있으며, 미국에서 심신의학을 주도하

고 있다. 캘리포니아 주 샌디에이고 교외 라호야(La Jolla, CA) 지역에 있는 그의 초프라 웰빙 센터(Chopra Center for Well‐being)에서는 전문적으로 코치들을 훈련시키고 있으며, 이들이 전(全) 세계 25개국에서 초프라의 심신의학을 전파하고 있다. 초프라 웰빙 센터 소장인 데이비드 사이몬(David Simon)

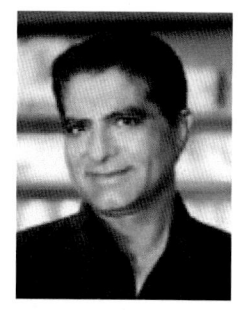

디팍 초프라

박사는 미국 유수의 대학 병원에서 심신의학 프로그램을 실제 임상에 적용하고 있다. 그는 지상에서 가장 강력한 치유 효과를 지닌 의약품은 바로 인간의 신체라는 점을 강조한다. 우리의 몸은 다양하고 심오한 메커니즘으로 건강을 지켜 주고 있다는 것이다. 하지만 서양의학은 물질주의적 모델에 따라 측정가능한 요소로 환원할 수 없는 인간의 감정에 대해서는 아무런 역할을 하지 못했다는 것이다. 그리하여 인생과 건강의 본질을 연구하는 데 가장 유용한 틀을 인도의 아유르베다에서 찾는다.

아유르베다 요법(아유(ayu)는 생명, 베다(veda)는 지식을 뜻한다.)은 기원전 1500년경에 시작되었지만, 오늘날 인도 전 국민의 80%가 아유르베다 치료사에게 치료를 받고 있다고 한다. 아유르베다에 따르면 모든 사람은 독자적인 마음, 신체, 감각, 영혼을 가지고 있는데, 영혼은 죽음과 함께 신체를 떠나는 생명에너지로 보고 있다. "나는 영혼이다." 초프라는 우리의 몸을 물질 덩어리가 아니라 에너지의 움직임으로 보았는데, 이는 현대 양자물리학의 관점과 일맥상통하는 것이다.

양자의학은 무엇보다도 육체를 에너지의 순환체계로 보았던 동양의학의 개념을 '양자(Quantum)'라는 현대 물리학의 개념으로 설명한다는 점이 독특하다.

초프라에 따르면, 신체(身體)는 양자의학의 측면으로 보면 고형물질이 아닌 에너지와 정보의 순환체계이며, 따라서 인체를 이루는 가장 작은 단위인 양자 에너지의 왜곡으로부터 병(病)이 오는 것이다. 따라서 그에게 몸과 마음은 초소립자인 '양자'에서 만나는 분리할 수 없는 하나이다. 마치 한의학에서 심신(心身)이 모두 '기(氣)'로 설명되는 것과 같은 맥락이라 할 수 있다.

흔히 병원균에 노출되면 곧 병에 걸릴 것이라고 생각하지만, 내부에서 병을 어떻게 인식하느냐에 따라 양자 에너지의 상태가 달라진다. 즉 병이 날 수도 있고 나지 않을 수도 있는 것이다. 만약 환자의 마음에 '사랑'의 감정이 가득 차게 된다면 면역체계가 강화되어 병들지 않을 것이다. 반면에 '낙망'하거나 '좌절'하게 되면 면역체계는 약화되고, 심장마비나 암에 걸릴 위험성은 높아질 것이다.

그러나 거의 대부분 의사들은 환자의 외적인 환경이나 육체적 상태를 주시할 뿐 그가 무엇을 생각하고 있으며, 어떤 마음이며, 또 어떤 감정적 상태에 있는가에 주목하지 않는다.

초프라는 사람이 늙거나 병에 걸린다는 사실과 그 사람의 생각이나 느낌, 신념, 감정 등을 따로 분리해서 말할 수는 없다고 하여, 심지어 생각을 바꾸면 '사람은 늙지 않는다.'고 한다. 우리 몸의 모든 세포들이 우리의 생각을 낱낱이 엿듣고 있으며, 그것에 의해 변화되고 있기 때문이다. 믿어지지 않는 이야기이겠지만, 한 사람이 여러 사람의 인격을 지녔다는 정신병리 현상인 다중인격에서 이런 실례를 찾을 수 있다. 다중인격을 가진 사람이 한 인물에서 다른 인물로 옮기면 몸도 또한 바뀌기 때문이다. 어떤 인격이 어떤 음식에 알레르기 반응을 보였는데, 다른 인격(성품)이 나타나면 즉시 알레르기 반응이 사라진다. 알다시피 알레르기 반응은 뜻대로 일으키거나 없앨 수 없는 것이다. 즉 서로 다른 인격(성품)은 (하나의) 몸의 상태를 즉각 바꾼다는 의미다.

다중인격에 대한 연구는 적지 않다. 성품이 바뀌면 색맹이었던 사람이 정상이 되기도 하고, 아이의 성품이 되면 적은 분량의 약에도 반응하며, 어른의 성품이 되면 20배의 더 강한 약도 효과가 없다.

세상을 떠들썩하게 했던 빌리 밀리건(Billy Milligan)에게는 (한 사람 안에) 서로 다른, 무려 24명이나 되는 인격이 살고 있었

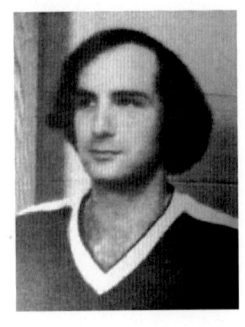

빌리 밀리건

다. 그는 연쇄 성폭행사건 용의자로 체포되었지만, 처음으로 다중인격장애를 인정받아 무죄를 선고받았다. 중요한 것은 한 인격이 등장하면 나머지 인격들은 그 사실을 모른다는 것이다. 마찬가지로 인격에 따라 몸도 서로 다른 반응을 나타낸다. 이것은 심신의학적 관점에서 매우 의미심장한 일이다. 우리가 의식적인 수준에서는 인지하지 못할지라도 심층에서는 우리가 우리 자신의 질병을 선택하고 있다는 의미가 되기 때문이다. 이런 사실을 보면 나 자신이 '나'라고 할 수 있는 조건이 무엇인지 묻지 않을 수 없다. 나는 내 '몸'이 아니며, 내 '마음'이 곧 나인 것도 아니다. 내가 내 몸과 마음을 갖고 있는 셈이 된다. 마음이 바뀌면 몸도 바뀌는데, 그 마음도 내가 선택하기 때문이다.

이에 따라 그의 센터에서는 환자들에게 퀀텀 힐링(Quantum Healing: 양자치료)이라는 치료를 한다. 초프라는 퀀텀 힐링의 정확한 의미를 한마디로 이렇게 표현한다. "의식의 한 형태(정신)가 의식의 다른 형태(신체)의 잘못을 저절로 바로잡아 주는 능력이다."

NLP, TFT, EFT와 EMDR

이런 원리를 대체의학 중 하나인 NLP(Neuro Language Programming: 신경언어프로그래밍)는 심신치료에 응용하고 있다. 말 그대로 NLP는 '마음과 언어가 어떻게 행동과 감정에 영향을 미치는가'에 주목한다.

현대 심리학 등 정통학문에서는 NLP를 폄하하는 경향이 있지만, NLP가 효과가 있는 것은 분명해 보인다. NLP는 인간의 마음과 행동이 일어나는 원리를 설명하고 무의식 속의 마음 자체를 고쳐 행동의 변화를 유도한다. 과거에 있었던 억울하고 화가 났던 일을 머리에 떠올리면 곧바로 기분이 언짢아지고 힘이 빠지는 반면, 기뻤던 일이나 무언가 성공적으로 이루어 낸 일을 다시 떠올리면 금방 기분이 좋아지고 힘이 나기 마련이다. 필요할 때 긍정적이었던 경험을 활용하자는 것이 바로 NLP다.

이 NLP를 참고하여 개발되어 나온 것이 TFT(Thought Field

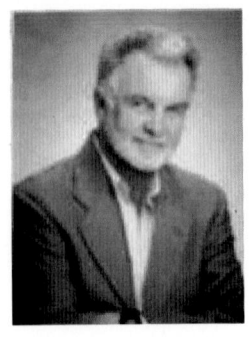

로저 칼라한

Therapy)다. 1980년 무렵 미국의 로저 칼라한(Roger J. Callahan) 박사는 어렸을 적부터 심한 물공포증 때문에 고생해 왔다는 한 여성 환자를 치료했는데, 그가 알고 있는 모든 전통 심리치료 기법을 동원해서 치료했음에도 불구하고 1년이 넘도록 치료에 실패하고 만다.

그런데 한번은 환자가 물을 보면 명치에서 두려움이 느껴진다는 말을 듣고 문득 자포자기한 심정으로 승읍혈(눈 밑 부위로 족양명위경이 시작되는 곳)을 몇 번 두드려 보게 했는데, 곧바로 공포증이 사라지는 것을 목격했다. 그는 이 체험을 바탕으로 환자별·증상별 진단에 따라 경락을 두드리는 TFT라는 치료법을 개발한다. 우리나라에는 '몸을 두드려서 마음을 치료하는 TFT 5분 요법'으로 소개되었다.

얼마 전 평범한 엔지니어 출신이었던 개리 크레이그(Gary Craig, 1940~)는 이 TFT를 단순화시켜 14경락을 모두 두드려 보는 EFT (Emotional Freedom Techniques: 정서적 자유기법)를 개발했다. (증상에 따라 다르지만) 단 몇 분만의 치료로 부정적 감정이나 신체의 질병을 치유한다는 EFT는 "단순 통증을 비롯한 모든 신체 질환에는 반드시 부정적 감정이 신체화되어 있고 이러한 부정적 감정이 해소되면 아무리 심각한 질환이라도 나을 수 있다."는 전제하에 운용되는 것이다. 필자도 이 기법을 사용해서 단 한두 번의 시행만으로도 비단 감정문제뿐만 아니라 신체적 증상이 즉시 개선되는 효과를 수차례 확인한 바 있다. 사실 **TFT**나 **EFT**는 동양의 침술을 응용한 것이다. 단, 몸의 경혈을 침 대신 손가락으로 두드려 자극하는 새로운 방식으로 인체의 자연치유력을 이끌어 내려 한다는 점이 다르다. 아쉬운 점은 과거 한국 사람이라면 이런 이치를 잘 알아 이 요법을 실천하고 있었지만, 뒤에 우리 후손들이 체계적으로 개발하지 못했다는 것이다. 결혼 첫날 신랑의 발바닥을 신나게 때려 주었던 이유는 바로 성(性)과 관련되는 신(腎)경락을 자극하여 주려는 데 있었다.

사실 얼마 전까지만 해도 서양에서는 침술에 대해 부정적인 의견이 지배적이었다. 벌써 서구에 침술이 소개된 지 40년 가까이 되었지만, 이에 대한 의견은 아직도 분분한 듯하다.

1971년 뉴욕 타임스 기자 제임스 레스틴(James Reston)이 중국 방문 중 급성 충수염(맹장) 수술을 받고 침술로 통증을 덜었는데, 이 경험담이 뉴욕 타임스에 실렸다. 이후 부정적 견해를 가졌던 의사들은 침술은 일종의 최면 효과 내지는 사기극(약물)으로서, 속임수라고 보았다. 심지어 아직까지 일부 국내 의사들 중에서도 일종의 플라시보 효과에 불과한 것으로 보는 이들이 있다.

하지만 침술은 수의과 병원에서 동물들을 수술할 때 마취용으로 사용되고 있다. 수의사들이 동물을 상대로 사기행각을 벌이지는 않을 것이다. 알려진 것처럼 중국의 마취 수술은 유명하다. 환자가 깨어 있는 상태에서 침으로 마취를 하고, 깨어 있는 상태에서 수술을 진행한다. 전기톱으로 환자의 가슴뼈나 두개골을 자르지만, 환자는 각성상태에서 고통 없이 수술을 받는다.

'정서적 자유기법(EFT)'은 한의사 김홍경이 내세웠던 '경락(經絡)은 의식과 감정의 통로'라는 가설(假說)이 상당한 설득력이 있음을 말해 준다. 우리에게는 여섯 가지 경락이 있어 각각 손가락, 발가락으로 흐르고 있는데, 기본적으로 의식주에 해당하는 것은 엄지손가락(태음경락), 엄지발가락이다. 새끼손가락에는 감성의 경락, 즉 심(心)경락이 흐른다. 가운뎃손가락에는 자부심(自負心)의 만족과 관련된 궐음(厥陰)경락이 흐른다. 일상에서도 엄지는 아버지나 보스(Boss)를 뜻하며 자신감(自信感)에 차 있을 때 내밀기도 하며, 새끼손가락은 애인(愛人)을 뜻한다. 엄지가 긍정적이라면 둘째손가락(검지: 양명경락)은 주로 부정적 생각을 표현한다. 방향을 가리키거나 상대방의 잘못을 지적할 때, 삿대질할 때 쓰곤 한다. 둘째손가락으로 지적을 당하면 불쾌한 느낌을 받는 것은 검지에 공격적인 기운 혹은 경멸을 암시하는 기운이 흐르기 때문이라고 할 수 있다. 남이 잘못되면 좋아하고 잘될 때 질투하는 사람은 대장이 싸늘하게 식는데 그 기운이 둘째손가락으로 흐르는 것이다. 하지만 몸이 비대하고 생활이 지루한 사람에게는 오히려 둘째손가락의 날카로운 양명 기운이 약이 된다.

이와 같이 이 여섯 경락은 서로 짝을 이루고 있어 상대되는 경락을 보(補: +)해 줌으로써 균형을 맞춰 준다. 그러면 심성이 바뀐다. 즉 둘째손가락으로는 양명경락이 흘러 태음과 짝이 되고, 약지로는 소양경락이 흘러 궐음과 짝이 되고, 새끼손가락 바깥쪽으로는 태양경락이 흘러 소음과 짝이 된다.

사사건건 남의 잘못을 꼬집기 좋아하는 사람은 지나치게 소양(少陽)경락이 발달했기에 그 짝이 되는 궐음경락을 보해 주고, 반대로 궐음경락이 지나치게 발달하면 사람이 거만해지기 때문에 소양경락을 보해 준다는 식이다.

'심보(心包: 마음보)를 잘 쓰라'는 말도 있는데, 지식의 저장창고에 해당하는 셋째손가락(수궐음심포, 手厥陰心包)으로 흘러간다. 그래서 가운뎃손가락이 유난히 긴 사람들은 지식이 풍부하고 기억력이 좋다고 할 수 있다. 반면에 지식을 배설하는 망각에 관여하는 경락은 넷째손가락(수소양삼초경, 手少陽三焦經)으로 흐른다. 담배나 마약 등의 망각 작용을 통해 정신적 위안을 얻으려는 사람들, 과거의 나쁜 기억으로부터 해방되지 못한 사람들, 불

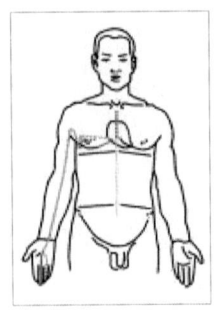
수궐음심포경

면증 등으로 고생을 하는 사람들이 넷째 손가락을 자극한다면 효과를 볼 수 있다.

누군가와 험악한 분위기가 되면 "한번 덤벼 볼 거야!" 하면서 저절로 옆구리에 손이 올라가는데 족소양담경이 흐르는 곳이다.(담(膽)이라고도 하는 쓸개는 대담한 용기를 내는 장부이다. 따라서 용기가 있는 사람을 '담이 크다'고 하고, 알다시피 '쓸개 빠진 놈'이라는 말은 용기나 결단력이 없어 비겁하고 줏대가 없는 사람을 지칭하는 말이다. 반대로 담낭의 기가 과해지면 화(노)를 내거나 급하게 결정을 내리게 된다.)

이렇듯 우리의 무의식적인 동작들이 각기 그 경락이 흐르는 길과 일치한다는 사실을 보면 '심신(心身)은 하나'라는 사실을 직감할 수 있다. 즉 마음이 일어날 때 경락의 움직임에 따라 몸도 변화를 일으킨다는 것이다.

김홍경의 사암침법(사암도인의 침법: 석굴 속에서 득도하였다 해서 사암이라고 한다. 사명당 대사의 수제자라고 하며, 사명당 자신이라는 말도 있다.)은 육체와 마음을 분리하여 보지 않고 하나로 보는 데에서 시작한다. 그래서 흔히 인체의 기가 흐르는 통로라고 인식되었던 경락을 마음의 통로라고 본다. 요컨대 사암침

법의 요체는 "심칠정지부침(審七情之浮沈: 일곱 가지 감정이 뜨고 가라앉음을 잘 살펴라)"이라는 것이다.

침술이 심리치료에도 효과적이라는 사실은 이미 널리 알려져 있지만, 심신상관적 사유에 익숙지 않은 사람들이 선뜻 이해하기가 쉽지만은 않을 것이다. '혈자리', 즉 신체와 '마음'을 따로 떼어서 생각할 수 없다는 사실은 EMDR(Eye Movement Desensitization Reprocessing, 안구운동 민감 소실과 재처리 요법)이 잘 말해 준다. 눈을 특정한 방식으로 움직이면, 이를테면 '손을 좌우로 흔들면서 눈을 좌우로 움직이면 부정적인 생각이 없어진다.'는 EMDR은 신체와 마음이 얼마나 밀접한 관계에 놓여 있는가를 말해 주는 것이다. 어떻게 안구운동이 부정적인 정서를 사라지게 할 수 있는지 아직 정확히 밝혀지지 않았지만, EMDR을 창안한 프란신느 샤피로(Francine Shapiro) 박사는 "뇌 안의 정보를 처리하는 시스템을 정상적으로 작동하도록 재처리하는 것"이라고 설명한다. 과거의 끔찍한 사건이 입력된 후 처리되지 못하면, 현재의 사건과 만나면서, 즉 기억 네트워크와 연결되면서 과거와 같은 방식으로 현재의 일에 반응하게 된다.

아무튼 중요한 것은 "모든 것이 '기억이 어떤 식으로 저장되는가'의 문제로 돌아간다."는 사실과 두려움이나 부적절한 분노 같은 감정은 모두 물리적(physical: 신체적)인 것임을 아는 것이다.

통상적인 기존의 언어적인 접근에서 벗어난 이 방법은 하나의 정신치료로서 최근 주목을 받고 있다.

다시 말하지만 심신의학은 질병의 원인을 외부에서 찾지 않는다. 자신을 괴롭히는 온갖 스트레스는 그 사건에 대한 자신의 반응에서 온 것이지 외부사건 자체는 질병을 직접 일으키지 않는다고 보고 있다. 다시 말해 외부에서 신체로 들어오는 세균이나 바이러스는 질병의 소재가 될 수는 있어도, 그것이 곧 질병으로 나타나는 것은 아니다. 그렇다면 어떤 특정 질병을 유발할 유전자를 지니고 있는 경우에는 어떠할까? 알려진 바로는 유전자가 거의 모든 질병의 원인인 것처럼 알려져 있지만, 아주 드물게 나타나는 유전병을 제외한다면 유전자 스스로 활동하여 질병을 유발하지 않는다. 분자생물학자 옌스 라이히(Jens Reich)의 지적처럼 피아노가 혼자서 소리를 낼 수 없듯이, 유전자의 활동을 조절할 내외부의 자극과 신호가 있어야 하는 것이다. 그것은 스트레스나 인간관계의 갈등일 수도 있고, 음식물의 독성일 수도 있다.

예컨대 감기 바이러스는 모든 신체에서 질병을 유발하지는 않는다. 어떤 사람은 똑같은 환경에 노출이 되어도 감기에 걸리지 않는 반면 어떤 사람은 항시 감기를 달고 산다. 이는 감기 바이러스가 신체에 침투했느냐의 여부에 달린 것이 아니라, 신체적 조건(면역력)에 따라 달라진 것이다. 거기에 바로 마음이 작용한다. 마음은 면역력을 강화시킬 수도 있고 약화시킬 수도 있다. 사람들은 감기에 걸리면 감기약을 먹거나 병원에 가서 주사를 맞지만, 사실 감기치료약이나 감기를 낫게 하는 주사란 현재 존재하지 않는다. 단지 증상을 완화시킬 뿐이다. 그렇다면 감기는 어떻게 낫는가? 감기 스스로 물러나도록 내 몸의 기운을 돋우는 것이 방법이다. 우리 몸의 면역 물질들이 감기 바이러스와 싸우느라고 방어와 공격을 취하는 동안 체온이 올라간다. 그런데도 사람들은 심한 고열이 아닌데도 툭하면 해열제를 사용한다.

그래서 칼 사이몬튼(O. Carl Simonton) 박사의 사이몬튼 요법은 감정이 인체의 면역력에 끼치는 영향이 지대하다고 보고 동양적 상상훈련을 현실에 적용한다. 소위 '마음챙김(Mindfulness: 깨어 있는 마음)'명상은 "지금 벌어지고 있는 일에 감각과 초점을 맞추는 것"이다. 예컨대 백혈구가 암세포를 잡아먹는 상상훈련만으로도 암치료 효과를 극대화시킬 수 있다고 주장한다. 그만큼 마음의 힘이 큰 것이다. 감정이 건강에 중요한 역할을 한다는 점을 이해하고 이 감정적 욕구에 대처하는 방법을 알려 주는 것이 사이몬튼 요법이다.

여기서 말하는 마음챙김명상은 동양에서 관법(觀法) 혹은 위빠사나(Vipassana)명상으로 더 많이 알려져 있다. 다른 말로는 '염처(念處)'명상이라고도 하는데, 지금[今] 이곳[處]에서 벌어지고 있는 일에 감각과 초점[心]을 맞추기 때문이다. 일상적인 마음은 종횡무진, 종잡을 수 없는 것이 보통이지만, 마음을 '지금', '이곳으로' 집중하면 온전하게 깨어 있을 수 있다. 나아가 자신의 내면을 성찰하여 스트레스를 치유할 수 있다.

이에 따라 '마음챙김'명상은 매사추세츠 대학병원의 존 카밧진 (Jon Kabat－Zinn)이 치료에 접목하여 'MBSR(Mindfulness－Based Stress Reduction, 마음챙김에 기반을 둔 스트레스 감소)'이라는 프로그램으로 개발하였다. 그 효과에 대한 연구는 방대하고 의학적 효과 또한 뚜렷하여, 현재 전 세계 심신의학 클리닉이나 심신수련센터에서 하나의 모델로 삼고 있다. 이 프로그램은 배우기가 어렵지 않고 동양인들에게는 상대적으로 익숙한 8주간의 명상수련으로 구성되어 있다. 즉 '매 순간 깨어 있음', '깊은 이완', '비판과 판단 없는 마음' 등을 통해 일상의 스트레스에 대한 자신의 반응을 살펴보고 대처방법을 익히게 된다.

음양오행과 화타의 심리치료

고대 중국인들은 몇몇 개념만으로 모든 현상을 설명하려 했다. 기·음양·오행 등의 개념이 그것이다. 세상은 기로 가득 차 있다고 보았고, 그것 사이의 질서를 음양과 오행의 순환과 조화, 대립과 갈등으로 설명했다. 따라서 사물, 인간의 몸과 병은 물론이고 마음(정신)까지도 음양오행의 개념으로 이해했다. "운명은 오행으로부터 도망갈 수 없다[命莫逃於五行]."는 말도 이래서 나왔다.

예컨대 양적인 성격을 지닌 말[馬]을 가두어 놓으려면 말구유에 목 정도 높이 나무를 하나 걸쳐 놓는 것으로 충분하다. 성격이 양적이기 때문에 위로만 뛰어넘으려고 할 뿐 걸쳐 놓은 나무 밑으로 나가려고 하지 않기 때문이다.

팽창을 하며 물질과 에너지가 흩어지는 과정이 양의 과정이며, 물질과 에너지를 모으는 과정이 음의 과정이다. 여기 팽창의 과

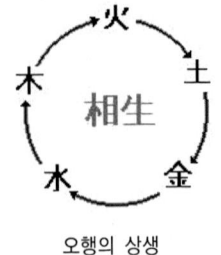

오행의 상생

정에서 처음에 한 방향으로 뚫고 나오는 힘이 목(木)이며, 목을 통해 한 방향으로 뚫고 나온 힘이 사방팔방으로 무질서하게 흩어지는 과정이 화(火)이다. 또한 수축의 과정에서 한없이 흩어져 더 이상 흩어질 수 없는 상태까지 분열된 화를 거두어 수렴시키는 과정이 금(金)이며, 금을 통해 수렴되면서 외부만 굳어진 것을 그 속까지 단단하게 응고시켜 한 점으로 통일시키는 과정이 수(水)이다. 팽창하는 목과 화, 수축하는 금과 수는 제각기 자기의 운동 상태를 고수하려는 성질이 있기 때문에, 이런 목화금수(木火金水)를 부드럽게 달래 주며 중재하는 것이 있는데 그것이 바로 토(土)이다.

이런 오행의 이치를 쉽게 설명하기 위해 연인관계에서 흔히 있을 수 있는 사랑싸움을 일상적인 예로 들어 보자.

약속시간을 어긴 남자가 뒤늦게 약속 장소에 나타났다. 만약 여자가 화가 나서 말을 안 한다면[= 수], 남자는 어떻게 해야 하는가? 목(木)과 화(火)는 팽창(분출)한다고 했는데, 반대로 수축하는 금과 수 기운을 쓰는 것이다. 즉 수

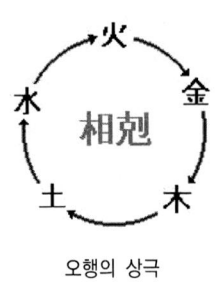

오행의 상극

(水) 기운은 같이 말을 안 하는 것이다. 그러면 여자는 불만을 터트리게 되고, 마침내 평소 쌓여 있던 불만이 두서없이 봇물 터지듯 나올 것이다. 이것이 목이 화(火)로 진행되는 과정이다. 그러면 남자는 얘기가 초점이 흩어지지 않도록 모아 주어야 하는데 이것이 바로 금(金) 기운이다. 여기서 남자는 양, 여자는 음인데, 음양이 만나 오행의 길을 걷고 있음을 볼 수 있다. 다시 말해 분노의 감정[= 목]이 폭발할 경우, 슬픔이라는 금의 감정으로 제압한다. 실제 분노의 감정에 휘둘려 있는 사람이 슬픔에 젖게 되면 언제 그랬냐는 듯 앞의 감정이 사라지고 뒤끝이 없게 된다. 이렇게 보면 직장 상사에게 스트레스를 받고 분노[= 목]에 빠진 직장인이 퇴근 후에 술을 잔뜩 마시고 눈물을 흘리며 우는 것[= 금]은 스트레스가 해소된다는 나름의 의미를 갖는다. 반면에 술 먹고 폭력을 휘두른다면, 이것은 이미 간기능이 많이 망가져 회복하기 어렵다는 뜻도 된다.

이런 음양오행의 입장에서 마음이란 무엇일까? 인간은 그 이면에 욕망과 절제라는 양면을 동시에 가진 존재이다. 음양의 조화라는 측면에서 본다면 욕망이란 사람들의 '생명력'이라 할 수 있으므로 양, 절제를 음이라 볼 수 있다. 끝없는 욕망, 즉 절제 없는 욕망은 결국 파국을 맞이할 것이고, 생명력 없는 '죽은 절제' 또한 의미가 없을 것이다.

깨달음을 얻은 고타마 싯달타의 수행법이 바로 그것이다. 고타마의 수행은 중도적인 방법으로 극단적 고행이나 극단적 쾌락에 기울어지지 않았다. 그와 함께 수행했던 다섯 사람은 처음에 이를 비난했다. "그가 고행을 포기하고 안락함에 빠졌다." 이에 대하여 고타마는 "나는 단지 옳지 않은 길을 버렸을 뿐이다."라고 응답한다.

또한 조화가 중요하다면 오행의 조화는 토에 있다. 인간을 인간답게 하는 것은 전적으로 토에 있다고 할 수 있다. 따라서 지나치게 목이나 화, 금이나 수에 치우친다는 것은 질병이라고 할 수 있다. 분노는 목, 기쁨은 화, 욕심은 토, 슬픔은 금, 공포는 수에 해당되는데, 지나친 분노는 간(肝)을, 지나친 기쁨은 심장을, 지나친 욕심은 비장을, 지나친 슬픔은 폐(肺)를, 지나친 공포는 신장을 상하게 하기 때문이다. 이처럼 오장은 오행과 연결되어 있기 때문에 사주(팔자)에 어떤 오행이 지나치게 많거나 적으면 해당 장부에 이상이 생긴다. 다시 말해 이런 치우침으로 나타나는 사람의 '체질(體質)'은 곧 질병을 의미하는 것이다.

실례를 든다면, 기쁨은 화이며, 지나친 기쁨은 심장을 상하게 한다고 하였는데, 화, 즉 불은 밝음을 본성으로 하기에 성품으로 본다면 모든 것을 분명하게 처리하는 예의 덕목을 뜻한다. 따라서 학교에서 선생님에게 무례하게 대드는 학생들이나 직장에서

위아래를 몰라보고 마냥 위계질서를 어그러뜨리는 사람은 심장기능에 이상이 있다고 보아야 한다.

만약에 토가 목화금수를 적절하게 조절하여 순환시킨다면 체질적 성향은 뚜렷하게 나타나지 않을 것이다. 따라서 평소 체질적 성향이 뚜렷하여 '나는 확실한 태음인이다'라고 확신을 하는 사람이 있다면 그에게는 육체적으로나 정신적으로 질병이 있다고 할 수 있다. 결국 중도를 지키는 것이 심신의 건강을 위해서는 중요하다. '체질'이란 용어는 글자 그대로 '몸의 바탕'이지만, 곧 심리적 특성을 의미하는 것이기도 하다.

이렇듯 동양의학의 전 체계가 심신상관적 사유를 바탕으로 하고 있기 때문에 동양의학에서는 별도로 심신의학 분야를 말하기가 곤란하다. 중국 오금희(五禽戲: 장수하는 다섯 동물들(곰·호랑이·원숭이·사슴·학)의 행동과 호흡법에서 따온 기공수련법)의 창시자이자 의성(醫聖)이라 불리는 화타(華陀, 145~208)는 침구(鍼灸)와 약 처방에 뛰어났지만, 그가 명의로 유명세를 떨친 것은 병의 근본적인 원인을 추적하는 '관계요법'과 아울러 환자의 마음을 읽어내는 '심리요법'에 뛰어났기 때문이었다. 한 유명한 일화는 이를 잘 말해 준다.

하루는 염독(지금의 강소성 염성현 서북지역) 태수의 관리가 찾아와 태수의 병을 치료해 달라고 부탁했다. 화타는 먹고 소화

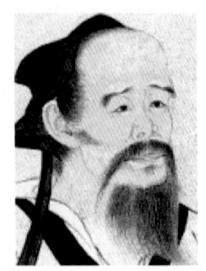
화타

시키지 못한 육기(肉氣)가 부어올라 통통해진 태수의 얼굴과 몸을 보고서, 이 병은 화[怒]를 내면 나을 수 있다고 보았다. 그래서 "효험이 서서히 나타나는 처방은 지금 당장 할 수 있으나 효험이 하루 만에 나타나는 처방은 숙소에 있는 의서(醫書)를 참조해야 한다."고 핑계를 대고는 떠난다. 그러나 다음 날 화타는 사라지고 태수에게 보내는 처방전만 한 장 남겼는데, 태수를 우롱하는 욕설이 담겨 있었다. 당연히 태수는 격노하였고 피를 토해 냈는데, 태수가 토해 낸 것은 사기가 뒤엉킨 '적담'이었던 것이다. 후한(後漢) 말기의 명의 장중경(張仲景, 150~219) 역시 양기가 부족하여 병이 난 것으로 보이는 어떤 환자의 귀싸대기를 때려 분노케 하여 치료했다. 감정에 관계되는 병을 감정으로 다스렸던 것이다.

금원시대(金元時代) 4대 명의 중의 한 사람이었던 주진형(朱震亨, 1281~1358)은 식욕이 없고 음식을 잘 먹지 못하는 한 여인의 따귀를 때려 병을 낫게 했다. 당시 유명하다는 의사들이 여인을 진찰하고 치료했지만 반년간이나 병을 고치지 못했다. 주진형은 진맥을 해 보더니 여인이 생각이 많아 비위(脾胃)가 손상되었다고 진단하고 화를 내게 해야 낫겠다(목극토: 화를 내는 것은 오행의 목(木: 肝)에 해당하고 목(木)은 토(土: 脾)를 억제함)고 판단한다. 마침 여인의 남편이 집을 떠나 관동지방으로 간 지 5년이나 되었는데 요즈음에는 1년이 넘도록 편지 한 장 없었다는 얘길 듣고, 여인의 따귀를 연거푸 3번이나 때리면서 남편이 타지에 있다고 외도의 마음을 품으면 되겠냐고 다그친다. 여인은 억울하고 황당하여 화를 내면서 자신의 심정을 토로하였는데 그때부터 병이 회복되어 갔다는 것이다.

이와 비슷한 사례는 얼마든지 있다. 명나라의 장개빈은 사병(邪病: 사증(邪症)으로 인하여 생기는 병)을 단지 말(언어)로써 치료했다. 어떤 사람이 두 첩을 거느리고 있었는데, 이 둘이 언쟁을 벌이다가 그중 한 사람이 거의 기절하여 죽게 되었다. 장개빈은 사병(邪病)이라고 판단했지만, 약을 투여하여 치료했다. "사병인데 왜 약으로 치료했는가?" 하는 주인의 물음에 『내경』에서 근심은 분노를 이길 수 있다고 했는데, 다만 그를 두렵게 하면 병이 물러가니 약은 빌린 것에 불과하다고 하였다. 앞서 주진형은 이런 방법을 '활투(活套)'라고 불렀다. 이 말은 짐승을 잡는 '올가미'를 떠올리게 하지만, 실은 '덮여 있던 마음을 펼쳐 낫게 하는 것' 내지는 '사로잡은 정신을 자유롭게 한다'는 뜻이다. 우리나라에서는 고종 6년에 황도연(黃道淵, 1807~1884)이 임상에서 효과가 뛰어난 처방만을 엮은 의학책의 이름을 '의방활투

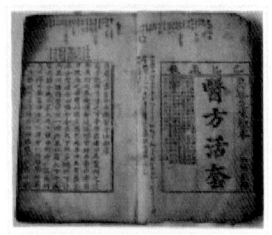
『의방활투』

(醫方活套)'라는 이름으로 펴내어 지금까지 활용되고 있다.

이와 같은 치료법들이 한의학의 정신요법에서 말하는 소위 '오지상승위치료법(五志相勝爲治療法)'이다. 여러 감정들 간에도 오행의 상생상극 관계가 존재하므로 이 역동적 관계를 조절하여 치료하는 것이다.

일찍이 동양에서는 질병의 원인을 크게 외감내상(外感內傷)이라 하여 외인성과 내인성 둘로 나누어 보았고, 내상의 첫째는 희노우사비공경(喜怒憂思悲恐驚) 7가지 감정의 과도한 변회를 들었다. 외감은 육기(六氣)라 하는 풍한서습조화(風寒暑濕燥火)와 같이 환경, 기후조건 등의 악영향으로 오는 병이지만, 내상이란 감정이나 신경과 관련된 마음의 병이다. 그래서 일찍이 사암도인(석굴 속에서 득도하였다고 해서 사암이라고 하는데 구전에 사명당 대사의 수제자라고 하며 사명당 자신이라는 말도 있다.)은 올바른 진료를 위해서 "칠정(七情)의 뜨고 가라앉음을 살펴야[審七情之浮沈] 한다."고 하였다. 사람들은 때론 기쁘지만[喜], 때론 성내기[怒]도 하며 근심[憂]에 사로잡힌다. 또한 생각[思]이나 슬픔[悲]에 빠지기도 하며, 공포[恐]를 느끼며, 놀라기[驚]도 한다.

항상 이런 감정들을 지니고 있지만 문제는 몇몇 감정이 지나쳐서 우리 몸 안의 균형이 깨지는 것이다. 서양의학이나 건강심리학에서는 찾아보기 힘들지만, 한의학에서는 '기쁨[喜]'과 같은 긍정적인 감정도 지나치면 안 된다고 충고한다. 감정은 신체 에너지를 순환시키는 역할을 하는데 어떤 한 감정에 지나치게 치우치게 되면 건강을 해치게 된다는 점을 지적한다. 예컨대 짜증과 화를 자주 내면 중풍(中風)이 오기도 하지만, 너무 즐거워하다가 쓰러지는 경우도 있다. 연예인 콘서트에 모여든 학생들이 너무 흥분하면 실신하기도 한다. 기쁨이 지나쳤기 때문이다. '좋아 죽겠다'거나, '싫어 죽겠다'는 말은 말 그대로 진실이다. 사실 '중풍'이라는 말 뜻은 한의사 김홍경의 지적처럼 심리적 혼란과 충돌, 갈등과 무관하지 않다. '바람을 맞는 병', 즉 '맞을 중(中)' 자에 '바람 풍(風)'은 자연계의 외부 바람이 아니라, 감정의 급변에 해당하는 '마음의 바람(불)'을 의미하는 것이다.

따라서 기쁨이 지나치다는 것은 심장의 기능이 항진됐다는 뜻이다. 노여움은 간장, 기쁨은 심장, 깊은 생각[思]은 위장, 슬픔은 폐, 놀람과 공포[恐, 驚]는 신장과 관련이 있다. 예컨대 콩팥에서도 뇌에서 발견되는 신경 펩티드와 똑같은 신경 펩티드를 생산할 수 있다고 하는데, 이는 콩팥도 생각할 수 있다는 뜻이다.

따라서 자꾸 화를 내면 간장과 쓸개가 병들고, 지나친 쾌락에 빠지면 심장과 소장에 병이 생긴다. 또한 지나친 걱정은 비장과 위장을 병들게 하고, 커다란 슬픔은 폐와 대장에, 섬뜩한 공포는 신장과 방광의 병을 만든다.

만약 사소한 일에 쉽게 자주 화를 내는 사람이 있다면 간장의 기능이 항진된 것이며, 별 심각한 이유 없이 자주 슬퍼한다면 폐에 이상이 없는지 확인해 보아야 한다. 실제 폐결핵 병원에 가 보면 슬픔에 젖어 있는 많은 환자들을 볼 수 있다. 이처럼 장기의 이상으로 마음에 문제가 생긴다고 하지만, 반대로 얘기하면 사색력(思索力)이 부족하거나 남을 쉽게 의심하는 버릇이 생긴다면 비장과 위장의 기운을 약화시킬 것이다.

결국 '간이 나쁜 사람은 화를 잘 낸다'와 역으로 '화를 내면 간이 나빠진다'는 얘기 모두 성립한다. 따라서 갑자기 사람의 성격이 부정적으로 변했다면 단순하게 '저 사람 성격이 나빠졌다'고만 생각할 일이 아니다. 몸과 마음의 연관관계를 생각하여 그의 신체에 균형을 잃은 장부가 있다고 보아야 한다. 한의학의 '심신증'이라는 말이 그것이다. 말 그대로 정신(마음)의 갈등이 신체적 병변으로 나타난다는 뜻이다. 따라서 한의학에서는 정신적인 문제를 오장육부의 조절을 통해 풀어 준다.

우리말에 '속이 상(傷)한다'는 말이 있다. 이 말은 화가 나거나 걱정스런 일이 생기는 등등의 이유로 마음이 불편하고 우울해진다는 의미로서 마음상태를 지칭하지만, 곧 위나 장의 벽이 헐게 되는 상태를 의미하기도 한다. 이처럼 우리말에는 심신이 하나의 표현에 동시에 담긴 말들이 많다. 공포영화 같은 것을 보면서 '간담(肝膽)이 서늘하다'고 할 때 간담은 말 그대로 간장(liver)하고 담(쓸개, gall bladder)인데 ─ 간·담이라는 한자 용어가 근대 서양의학에서 말하는 부위와 반드시 일치하는 것은 아니다 ─ 주로 소름 끼치거나 등골이 오싹할 때 쓰는 표현이다. 인체의 장부가 심리적인 자극에 영향을 받는다는 뜻이다. 오행으로 말하면 간담은 목기(木氣)에 해당되는데, 수기(水氣)에 해당하는 두려운 마음[恐心]이 작용할 때, 간은 영향을 받아 서늘한 기운을 느끼게 된다(수생목). 또한 놀라면 기가 흩어져 간에 좋지 않은 영향을 미친다고 하여 '간이 콩알만 해진다'고 하고, 이외에도 '대담한 녀석이다', '간 큰 놈이다'는 말들도 모두 간담을 들어 심리상태를 나타내고 있다.

여기서 모든 심신(정신) 현상이 기로써 설명되고 있다는 것을 알 수 있는데, 『동의보감』에서는 사람의 가장 기본적인 바탕을 정기신(精氣神)으로 보고, 이를 삼보(三寶)라고 불렀다.

그 이전에 『심인경(心印經)』은 도가경전으로서(작자와 성립 시기는 불명) 정기신(精氣神)에 대한 도가 수련의 핵심을 밝히고 있어 수련가에게 매우 중시되어 왔다. 심인(心印)이란 마음의 징

표, 본질을 상징하는 것으로, 『심인경』은 마음의 본체를 상징적으로 설명한 경문이다.

『심인경』에서는 귀중한 약 세 가지는 신(神)과 기(氣)와 정(精)이라 한다. "사람에게 각기 정(精)이 있으니 정이 신(神)에 합하고 신이 기(氣)에 합하여 기가 몸의 참 것[眞]에 합하는 것이다. 그 참 것을 얻지 못하면 모두 다 헛이름뿐"이라는 것이다. 정기신(精氣神)은 우리 인체를 구성하는 기본 요소 내지는 생명의 최소 단위라고 할 수 있다.

『동의보감』에서도 '정기신(精氣神)' 삼보(三寶)를 잘 보존하고 다스리면 병 없이 살다가 죽는다고 하였다. 『동의보감』의 첫 부분에 정(精), 기(氣), 신(神)에 대한 설명이 나오는데, 이러한 설명을 중국 의서에서는 찾아보기 어렵다. 동의보감은 선서(仙書)를 인용하여 "도를 닦는 데는 정(精)이 보배이다……정이란 다른 사람에게 베풀면 사람을 낳고 나에게 머무르게 되면 나를 살아가게 한다. 아기를 만들기 위한 것도 마땅하지 않은데 하물며 헛되이 버리겠는가. 정을 중하게 여겨야 한다."라고 말하고 있다.

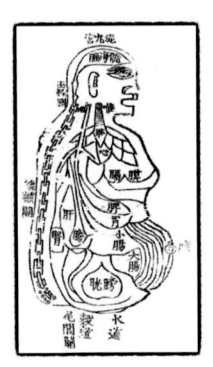

『동의보감』 신형장부도

"정(精)은 몸의 근본이 되고 기(氣)는

신(神)을 주관하며 형체는 정신이 있는 곳이다. 때문에 정신을 너무 쓰면 부족해지고, 정을 너무 쓰면 줄어들며, 기를 너무 피로케 하면 끊어진다. 사람이 산다는 것은 정신이 있기 때문이고 형체를 유지하고 있는 것은 기가 있기 때문이다. 만약 기가 소모되면 몸도 쇠약하여 오래 살 수 없게 된다."는 것이다.

이런 생각을 바탕으로 우리는 흔히 '기절했다', '기 막혀 죽겠다'라는 말을 쓴다. 이 외에도 기세가 오를 때는 '(당신) 기가 살았다'고 하며, 같잖고 어이가 없을 때는 '기가 차다', 있는 힘을 다할 때는 '기를 쓴다' 등등의 표현을 쓴다. 그렇지만 기본적으로 기는 우리가 매일 먹는 곡식에서 생긴다. '기(氣)'라는 말에 쌀미(米) 자가 들어간다는 사실에서도 알 수 있다.

동양의학에서 사람이 병들었다는 것은 해당 장기와 연결된 경락(기가 흐르는 통로)에 문제가 있음을 의미한다. 따라서 해당 장기의 치료에 관심을 갖는 서양의학과는 달리 각각의 장기를 주관하고 다스리는 기의 흐름에 관심을 갖고 치료에 임한다. 전통적인 한의학 정신요법도 이래서 나왔다. 앞의 오지상승위치료법 외에도 여러 요법이 있지만, 소위 '이정변기요법(移精變氣療法)'은 '정을 옮기고 기를 변화시킨다'는 뜻이다. 한마디로 환자의 기분을 변화시켜 병을 치유하는 방법이다.

심성의학, 심포의학

2009년 7월 31일 허준의 『동의보감』이 전문의학서로는 최초로 유네스코 세계기록유산으로 등재되었다. 이를 기념하여 다채로운 주제의 강연과 행사가 진행되고 있으며, 특히 2013년 동의보감 발간 400주년을 맞이하여 세계전통의약엑스포 개최를 준비하는 등 한껏 고무된 분위기다. 하지만 일각에서는 동의보감이 미신적인 내용을 담고 있으며, 현대에도 사용할 수 있는 지속가능한 의학은 아니라고 하여 폄하하는 입장을 보였다. 나아가 '동의보감은 중국의학서를 베낀 것 아니냐'는 논란도 끊이질 않고 있다. 이런 지적들은 유네스코의 "동의보감은 내용이 독창적이고, 현대에도 적용될 수 있으며, 오늘날 다방면에서 서양의학보다 우수한 것으로 인정되므로 세계기록 국제등록부에 등재한다."는 평가에 정면으로 반하는 것이다.

과연 동의보감의 내용이 과거의 것으로 미신적이어서 현대에는

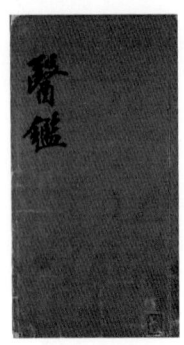

『동의보감』

적용하기 어려운 것일까. 또한 단순히 중국의 의서를 베낀 것에 불과한 것일까. 알려졌듯이 동의보감은 16세기까지의 동아시아 의학 등을 집대성해 편성한 25권의 책이다. 하지만 아직까지도 환자의 치료를 위해 참고하고 응용하는 중요한 서적이기에 한의학을 공부하는 사람이라면 반드시 보아야 할 기본 서적 중 하나다. 나아가 "동의보감을 의술서로서 임상적인 내용만을 본다면 다른 의서들을 짜 깁기한 것으로 보인다. 의술의 배경인 동양철학을 알지 못하면 동의보감의 독창성을 볼 수 없다."는 하계의 지적도 되새겨 둘 필요가 있다. 말 그대로 '동의(東醫)'라는 말은 "조선의 의학이 중국 북쪽 의학과 남쪽의 의학에 견줄 만하다."는 뜻에서 붙여졌다. 동의보

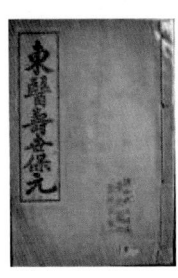

『동의수세보원』

감은 기존의 의학 지식을 우리의 풍토와 체질에 맞게 새롭게 바꾼 것이다. 이런 전통을 이어받은 또 하나의 독창적인 저작이 역시 '동의'를 표방한 이제마의 『동의수세보원』이다.

이렇듯 허준과 이제마는 우리 의학의 자주성과 독창성을 '동의'라는 표현으로 강조하고 있다. 이에 우리 전통의학의 독창적인 면을

부각시키려면 의학의 본질에 대해 철학적으로 성찰하는 소위 '의철학', 이를테면 '동의철학(東醫哲學)'을 정립해 나갈 필요가 있다. 그럴 때 우리 한의학이 중의학의 아류라는 인식을 떨쳐 버릴 수 있고, 우리 한의학의 독창성과 정통성 확립이 가능할 것으로 보인다. 『동의보감』에서 『동의수세보원』으로 이어지는 한의학적(韓醫學的) 전통은 분명 중국 전통 한의학(중의학)의 그것과는 다소 다른 의학적 전통을 갖는다고 할 수 있다. 중의학의 주안점이 병의 증상을 가리는 '변증(辨證)'에 있다면, 『동의보감』과 『동의수세보원』의 관심은 '체질(體質)', '개체(個體)'에 있었다. 『동의보감』은 병 치료 중심의 의학을 몸 중심의 의학으로 바꿨다는 점에서 획기적이다. 병 치료보다 몸의 건강과 병의 예방이 우선이라는 것이다. 당시 성리학자들에게는 마음의 수양이 매우 중요했는데, 『동의보감』은 이의 영향을 크게 받은 것이다.

허준은 수양을 높이 평가하여 "도가는 청정수양을 본으로 삼고, 의사는 약과 침뜸으로 치료하니 도는 정밀함을 얻었고 의는 그 조잡함을 얻었다."고 한다. 그렇다면 『동의보감』에서는 마음을 어떻게 얘기하는가? 구선(臞仙)의 말을 인용하여 "요즘 의사들이 옛 성현과 달리 단지 사람의 병만 치료할 줄 알지, 마음 다스리는 방법을 깨치지 못함을 안타까워한다."고 하였다. 그리고 이것은 근본을 버리고 말단을 좇는 것이며 원인을 찾지 않고 나

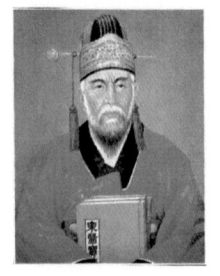

허 준

타난 증상만을 치료하여 병을 낫게 하려고 하는 것으로 어리석은 일이라고 하였다. 이것을 보면, 『동의수세보원』의 마음에 대한 언급과 꼭 같다는 것을 알 수 있다. 또한 『동의보감』은 태백진인의 말을 인용하여 마음 다스리기를 강조하고 있다.

질병을 치료하려면 먼저 그 마음을 다스려야 한다. 반드시 그 마음을 바로 하여 도에 바탕을 두어야 한다. 환자로 하여금 마음속에 있는 의심, 걱정, 모든 잡념과 불평, 다른 사람과 나(의 구분), 평생 지은 과오를 후회하고 깨닫게 한다. ……이와 같이 할 수 있으면 약을 먹지 않아도 병은 이미 없어진다. 이것이 진인이 도로서 마음을 다스리고 병을 치료하는 큰 법이다.

이렇듯 『동의보감』은 "마음이 산란하면 병이 생기고 마음이 안정되면 있던 병도 저절로 낫는다."고 하여, "모든 병은 정신수양과 섭생으로 고쳐야 한다. 약을 먹고 침을 맞는 등의 의술 행위는 그 다음"이라고 하였다.

이제 마음을 치유해야 병이 낫는다는 생각은 동서양을 막론하고 널리 확산되고 있으며, 한의학의 주된 관심사였던 마음이 새삼 주목을 받고 있다. 이를 중국에서는 '중의(中醫)심리학', '한의(漢醫)심리학'이라 하고, 한국에서는 '한방(韓方)심리학', '동의(東醫)심리학'이라 한다. '의학심리학(醫學心理學)'이라고 하는 경우도 있으며 혹은 '동의정신의학(東醫精神醫學)'이라 칭하는 경우도 있다.

'(한의학) 정신요법'은 환자에게 여러 가지 심리적인 영향을 주어 병을 치료하는 방법을 말한다. 비슷한 용어로 '심리요법'이라는 말도 심리적인 장애나 부조·부적응을 심리적인 기법에 의하여 치료하는 방법을 통틀어 이르는 말이다. 아예 정신 장애자의 진단, 치료를 행하는 의학의 한 분야인 '신경정신과(神經精神科)'라는 용어를 그대로 한방에 적용시켜 '한방신경정신과'가 널리 운용되고 있다. 공통적으로 심리적 장애나 정신 장애를 대상으로 한 치료를 목표로 하고 있다.

말 그대로, '정신병리학(精神病理學)'과 같은 의미로 사용하고 있는 '정신의학(精神醫學, psychiatry)'은 정신질환을 진단·치료·예방하는 의학의 한 분야이다. 하지만 일상 예방의학 차원에서 논한다면 폭넓은 의미에서 심리의학(心理醫學)이 필요할 것이다.

그런데 심리학은 임상심리학, 상담심리학, 인지심리학, 발달심리학, 신경심리학, 사회심리학, 등으로 구분된다. 최근 심리학에서 새롭게 부각되고 있는 '건강심리학' 역시 심리학의 한 분야로서 심리학의 방법과 결과를 실제 생활이나 문제에 응용하려는 응용심리학(應用心理學)인 것이다. 응용심리학에는 교육심리학, 산업 및 조직심리, 범죄심리학 등이 포함된다.

살펴본 것처럼 서양의 심리 탐구는 대체로 신체와의 상관성을 언급하고 있지만 의학보다는 심리학을 중심으로 새롭게 연구되고 있다. '에너지 심리학(Energy Psychology)'이나 '건강심리학'이 심리학의 한 분야로서 최근에 새롭게 부각된 것이고 서구에서 나온 학문이라면, 동양의 전통의학은 오랜 심리적·역사적 전통이 있으므로 이를 정립할 필요성이 느껴진다. 다시 말해 마음과 신체와의 관련성을 인식하여 새롭게 건강심리학을 정립하려는 노력 외에도, 유구한 전통의학 속의 심리적 기법을 정리할 필요가 있다는 말이다. 서양의 신체 중심 의학에서 마음의 중요성을 인식하여 최근에 심신의학이 나왔다면, 이미 말했듯이 동양은 심신의학 분야를 따로 설정하기가 곤란하다. 기존 전통의학의 심리에 관한 내용을 정리하고 이를 개발해 나가야 한다.

비록 심리학이 아닌 의학에서도 심리의 중요성이 높아지면서 '의학심리학(醫學心理學)'이라는 주제의 연구들이 나오고 있지만, 하나의 학문분야가 되려면 '~에 대한 학(學)', '~학'이라는 하나의 학명으로 정립되어야지 두 가지 학명이 병칭되어서는 곤란하다. 따라서 '의심리학'이라는 학칭이 옳다고 여겨진다. 의학의 철학을 '의학철학'이라고 부르지 않고 ― 간혹 쓰고 있다 ―

'의학의 철학' 혹은 '의철학'(의철학은 의학·의술·의덕을 총칭하는 개념이다)이라 하듯이 말이다. 그리고 여전히 의학심리학은 심리학의 한 대상 분야로서 의학이 설정되었다는 이미지가 강하다. 따라서 마음을 중시하는 동양의학이 의학의 한 분야로서 마음에 대한 이론을 정리한다면 기존의 용어를 그대로 사용하기는 곤란하다.

'동의정신의학'이라 칭하는 경우도 있다고 했지만, '정신(精神, spirit)'은 사고나 감정의 작용을 다스리는 인간의 마음을 뜻하며, '마음(mind)'은 사람의 몸에 깃들어서 지식·감정·의지 등 정신 활동을 하는 것 또는 그 바탕이 되는 것을 의미한다. 즉 정신은 이성적인 면, 마음은 감성적인 면을 포괄한다는 점에서 차이가 있다. 상대적으로 정신을 지적(知的)이고 의적(意的)인 차원의 의미로 사용한다면, 마음은 생명의 정서적·감정적 측면을 가리키는 것으로서 사용하는 경우가 많다.

그런데 동양의 전통의학은 곧 심신의학으로서, 요체는 '마음'이다. 이를 심리학이 아닌 한의학의 한 분과로서 설정한다면 '심성의학(心性醫學)' 내지는 '심포의학'이라고 해야 한다. 심성의학이라고 칭할 경우 '동양의 심성(心性)을 주제로 한 의학'이라는 뜻이 분명해진다고 여겨진다. 심포는 넓은 의미에서 신체와의 상관성 아래 논의될 수 있는 마음보(마음씨)에 대한 것의 총칭이다. 표리관계에 있는 삼초가 상·중·하초로 나뉘어 각 장부의 기능적 연결을 도와주는 것과 마찬가지로 심포는 정신적 기능을 총괄적으로 통어하는 작용을 할 것으로 추측된다. 『동의보감』에서는 "심은 오장육부의 주인으로 제왕이 되며 정신이 머무는 곳이다. 심장은 견고해서 사기의 침입을 허용하지 않는데, 침입을 받는다면 심을 상하고 심을 상하면 신이 나가게 되고 죽게 된다. 그래서 사기가 심에 있다는 말은 모두 심포락에 있다는 말이다." 라고 하였다. 『황제내경』에서는 "심포는 심장을 대신하여 활동하며, 모든 정신과 감정을 다스린다."고 설명한다. "생명체는 심포로부터 시작하며, 심포는 장부의 으뜸"이라고 주장하는 사람들도 있다. 따라서 동양 전통의학의 핵심은 '심포의학'이라는 말로 대변할 수 있을 것이다. 1991년 설립된 미국 하트메쓰(HeartMath) 연구소는 한의학에서 힌트를 얻어 정서의 관리센터를 심장으로 보고 심장이 맡은 기능을 연구하고 교육한다. 뇌보다도 심장의 역할에 주목해 그 기능을 연구한다는 사실이 흥미롭지만, 정확히 말해 『황제내경』에 따르자면 정서의 관리는 심포의 기능이다. 서양의학에도 '심낭(Pericardium)'이라는 용어가 있지만, 심포의 기능과는 크게 다르다.

서양의학에서는 오래전부터 '마음이 곧 뇌'라는 주장을 펼쳐왔다. 하지만 동양에서 뇌는 여러 마음을 총괄하는 기관이지 마음 자체는 아니라고 할 수 있다. 학교 운동장에서 모든 학생들의 운동경기가 이루어지지만, 그 발자국들이 발 자체는 아닌 것이다. 마음은 우리 세포 하나하나에도 있다.

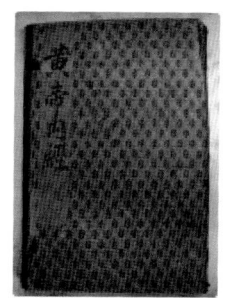

『황제내경』

동양의학에서 말하는 마음은 과연 무엇이었는가. 의학에서의 마음은 신체와의 관련하에 논의되었지만, 마음은 단지 신체 안에 머무는 것이 아니었다.

사상의학, 희로애락의 심리학

이런 점에서 한의학, 특히 사상의학(四象醫學)은 커다란 의미를 갖는다. 널리 알려졌듯이 마음의 영향력이 건강에 있어 가장 중요하다고 보았던 동무 이제마의 사상의학은 맞춤의학으로서 약리, 병리 등 여러 면에서 의미를 갖지만, 무엇보다도 심신의학으로서의 의미가 큰 것이다. 그는 희로애락의 성정(性情)이 병(病)의 주원인이 된다고 하였다.

사상의학은 '사상심학(四象心學)' 혹은 '희로애락(喜怒哀樂)의 심리학'이라고 불린다. 사상의학의 핵심은 마음과 감정의 관계를 구체적으로 묘사하고 있으며, 마음을 통해 감정을 다스릴 것을 강조했다는 점에 있다. 예로부터 마음 씀씀이가 나쁘고 심술이 많은 경우, "'심보'가 사납다"고 하며 "'심보'가 고와야 건강하다"고 했는데, 사상의학이 다른 의학에 비해 특히 마음을 강조했다는 사실에 주목한다면 가히 '심포(心包, 심보, 마음보)의학'이라 부를 만하다.

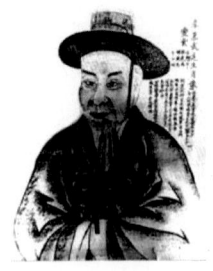

동무 이제마

심포를 '심장을 둘러싼 막' 정도로 해석하지 않고, '정신작용과 관련된 기능을 한다'는 넓은 의미로 쓴다면 말이다. 동양의학에서 장기는 장기 자체만을 뜻하지 않고, 그 장기와 관련된 기능현상을 포괄적으로 지칭한다. 예컨대 한의학의 심장과 서양의학의 하트(heart)는 같지 않다. 따라서 심포도 단순히 심장을 둘러싼 막이 아니라, 심과 관련된 모든 (기능)현상을 의미한다. 즉 '심보가 고약하다'고 할 때 '심보'라는 말은 '심포'에서 온 것으로 마음씀씀이를 뜻한다. 심포(心包)는 오장육부(五臟六腑)에 해당되지 않지만, 『황제내경』에서는 심장을 대신하여 희로애락의 정신감정을 주관하는 기관으로 심포의 작용을 설명한다. 마음은 오장육부와 직결되어 있다고 했는데, 여기서 심포와 삼초는 이것들의 조절 기능을 맡고 있다고 여겨진다.

심포와 표리관계에 있는 삼초(三焦)가 각 장부가 제 역할을 할 수 있도록 서로 기능적으로 연결해 주는 연결 통로나 기능 체계를 의미한다면, 심포는 분명 사고나 감정의 작용을 조절하고 다스리는 기능과 관련 있는 것처럼 보인다.

이제마의 대표적인 저작으로 『동의수세보원』이 널리 알려졌지만, 이외에도 『격치고』라는 일종의 도덕 수양서라고 할 만한 책이 있다. 『동의수세보원』도 그렇지만 『격치고』에는 온통 '마음보(심보)를 어떻게 곱게 쓸 것인가'에 대한 내용으로 가득 차 있다. 따라서 사상의학은 철학이자 심리학으로서 의철학, 의심리학으로 심도 있게 다루어져야 하는 것은 물론이고, 의학으로서는 '심포의학'으로 연구되어야 한다고 생각한다.

이제마는 귀·눈·코·입은 선을 좋아하고 폐·비·간·신은 악을 싫어하는 데 비해, 턱·가슴·배꼽·배와 머리·어깨·허리·엉덩이는 요사스럽고 태만하여 수양을 하지 않으면 사심(邪心: 그릇된 마음)과 태행(怠行: 태만함)이 드러난다고 보았다. 그런데 이 모든 것을 주재(主宰)하는 것은 바로 마음이다.

> 心은 한 몸의 주재主宰인데 등 안쪽 한가운데 있어서 바로 젖가슴 가운데를 향하여 있기에 빛나고 맑고 밝아서 귀·눈·코·입이 살피지 못하는 것이 없고 폐·비·간·신이 헤아리지 못하는 것이 없고 턱·가슴·배꼽·배가 성실하지 않은 것이 없고 머리·어깨·허리·엉덩이가 공경하지 않는 것이 없다.

선뜻 이해하기 어려운 얘기지만, 귀·눈·코·입은 각각 좋은 소리와 색, 냄새와 맛을 좋아하며 폐·비·간·신은 각각 싫은 소리와 색깔, 냄새와 맛에 역(逆)해한다는 사실을 생각해 보면 알 수 있다. 또한 턱을 삐쭉 내밀고 있는 모습을 보면 교만한 마음이 느껴지며, 가슴으로 뻐기기(자랑하기)도 하며, 배를 내밀면 잘난 체하는 모습이 연상이 된다. 다른 사람의 우스운 말이나 행동을 보면 흔히 '배꼽 잡았다'라는 표현을 쓰는데, 이는 다른 사람이 우습게 보이면 배꼽에 있는 벌심(伐心, 자기 혼자만 유능한 척하면서 남을 무시하고 깔보는 마음)이 나올까 봐 무의식적으로 배꼽을 잡는 데서 유래한 말이다. 이제마는 본래 배(배꼽)에는 품행을 스스로 단속하는 능력(행검)이 있다고 보았다. 그런데 그 능력이 제대로 발휘되지 못하면 벌심이 나온다고 한 것이다.

머리·어깨·허리·엉덩이도 역시 마찬가지이다. 속된 표현처럼 '머리는 잘 굴려야' 하며, 어깨에 힘이 들어가 있는 조폭을 말 그대로 '어깨'라고 부르며, 허리가 뚱뚱한 사람보다는 가는 사람이 재주가 많으며, 엉덩이가 큰 사람들은 숨겨진 엉큼한 방략을 잘 써야 한다. 예컨대 우리는 어떤 사람의 못된 행동을 지칭할 때 '엉덩이에 뿔났다'고 표현하며, 이는 엉덩이에 숨겨진 욕심을 가리키는 말이라고 유추해 볼 수 있다.

그럼에도 대개 옛날 의사들은 이런 사실을 잘 몰랐다는 것이다. 즉 "애오소욕(愛惡所欲)과 희로애락이 편착(偏着: 치우침)하여 병(病)이 되는 줄은 모르고, 단지 음식물로 인해 비위(脾胃)가 상하거나 풍한서습(風寒暑濕: 바람과 추위와 더위와 습기)의

침범으로 병이 되는 줄만 알았다."고 지적한다.

따라서 다른 체질의 성정(性情)을 배우려 할 때 마음으로 겸허하고 성실하게 배우는 자세를 굳게 지키면 박통(博通: 널리 두루 통함)과 독행(獨行: 홀로 꿋꿋이 행함)의 경지에 이르게 되지만, 배움을 게을리 하거나 조급하게 흉내 내면, 사심(邪心: 그릇된 마음)과 태행(怠行: 잘못된 행동)에 빠지게 된다는 점을 강조한다. 이렇게 보면 사상의학은 마음이 감정을 조절하는 데 초점을 맞춘다.

임상 심리학자 폴린 월린(Pauline wallin) 박사는 '내면의 어린아이(Inner child)'라는 개념과 대비하여 '내면의 말썽쟁이(Inner Brat)'라는 개념을 사용하여 어떻게 마음이 감정을 조절(Taming)할 수 있을 것인지 설명하고 있다. 보통의 심리치료는 어린 시절의 해결되지 않은 감정들을 다시 확인하고 치유하며 통합하는 작업을 통해서 이루어진다. 이 경우 자신은 사랑스러운 존재라는 확신을 얻게 되지만, 반면에 부정적인 감정이나 고통을 유발한 책임을 부모나 주위 사람에게서 찾았기 때문에 자신은 희생자라는 감정에 사로잡히기 쉽다. 이렇듯 '내면의 어린아이 치유하기'가 어릴 때의 부정적인 경험에서 촉발된 감정을 찾아내는 데 초점을 둔다면, '내면의 말썽쟁이 길들이기'는 말 그대로 자신 안에 있는 말썽쟁이가 말썽을 부리지 않도록 조절하는 데 초점을 맞춘다. 물론 여기서 말썽쟁이는 자신과 분리될 수 있는 어떤 실체는 아니다. 자신 안에 말썽쟁이가 있다고 객관화하면 진짜 나의 모습이라고 할 수 없는 어떤 미숙한 감정들을 인식하는 데 편리하기 때문에 설정한 개념에 불과하다. 우리는 종종 자신이 저지른 행위에 대해서도 '내가 도대체 왜 그랬을까?', '이건 내가 바라던 게 아니야!'라는 식의 후회의 말을 하곤 한다. 여기서 과연 말썽쟁이는 누구이며 참나란 누구일까? 21세기의 새로운 영적 교사로 일컬어지는 에크하르트 톨레(Eckhart Tolle)는 행동을 했던 주인공이 곧 그 사람이 아니며, 자신 안의 (톨레의 말로는) '고통체'라고 말한다. 그가 지금 이 순간에 존재하고 자신 안의 고통체를 인식하고, 그것과 자신을 분리시키기 전에는 후회스런 행동을 중단시키는 것이 불가능하다고 말한다. 과거의 감정들을 지속시키는 인간 마음의 속성 때문에 거의 모든 사람들이 자신의 에너지 장 안에 지난날의 감정적인 고통들의 집적체, 즉 '고통체'를 지니고 다닌다는 것이다.

실제로 우리는 얼마든지 주위에서 그 고통체에 의해 인격이 순간적으로 달라지는 사람들을 목격할 수 있다. 술만 마시면 무의식 상태에서 아내나 자녀들을 구타하는 사람들이 그 사람들이다. 물론 술에서 깨어나면 언제 그랬냐는 듯이 미안해하며 다시 그런 행동을 하지 않을 것이라고 다짐하지만, 앞서 말했듯이 불미스러운 행동의 주인공은 바로 그가 아니다. 그래서 또다시 같은 행동을 되풀이하는 것이다.

　동양적 의미로 종종 말썽을 부리는 말썽쟁이는 희노애락애오욕(喜怒哀樂愛惡欲)이라는 감정의 덩어리일 것이다. 참나는 그의 천성(본성)에 해당된다. 일찍이 본성을 회복하려는 수양(修養)은 동양 유학(성리학)의 근본목적이었다. '내면의 어린아이'와 달리 폴린 월린의 새로운 '내면의 말썽쟁이' 개념은 수양에 있어서 '심적(心的) 자기조절'을 강조했던 동양심리학의 그것과 일치하는 부분이 많다.

심리치유의 시작, 사랑

마음을 바꾸고 의식의 지평을 넓히는 일은 결코 쉬운 일이 아니다.

거의 모든 사람들이 예수나 석가를 성인으로 공경하면서도 그들의 언행을 배우려는 노력을 기울이는 데는 인색하다. 타인을 모범으로 삼아 견습하려는 것은 자신의 발전을 위해 큰 도움이 될 수 있다. 그러나 "나는 성인군자가 아니기 때문에 나에게 어떤 관용적인 태도를 요구하지 말라." "그것은 나의 주관이고 가치관이니, 나의 생각에 간섭하지 말라."는 식의 얘기는 심각한 언쟁에서 흔히 들을 수 있다. 하지만 그런 생각을 진정으로 갖고 있는 사람이 있다면, 그 역시 다른 사람의 생각이나 가치관이 바뀌었으면 하는 기대를 해서는 안 될 것이다.

사실 마음의 병을 불러오는 가장 큰 심리요소 중의 하나는 '기대(期待)'이다. 타인에게 배신감을 느낀다면 그것은 애당초 '바라는 마음(기대)'에서 비롯된 것이다. 타인이 자신의 기대치에 미치지 못한다고 느껴지면 분노와 절망감, 자포자기, 책임 전가와 같은 감정에 휘둘리기 쉽다. 성숙한 의식을 갖춘 사람은 겸손하며 자기 자신의 내면을 들여다보는 데 마음을 쏟는다. 자신을 진정 사랑하고 인정하면 다른 사람들의 인정은 그리 중요한 것이 아니며, 오로지 중요한 것은 참나(순수의식)를 깨닫는 것임을 알게 된다.

결국 육체적·정신적 병과 고통을 치유하려면 모든 것의 원인을 자기 안에서, 영적인 데서 찾아야 한다. 그러나 많은 사람들이 타인에게서, 외적인 것에서 문제의 원인을 찾는다. 이 경우 많은 사람들이 타인에게 분노를 터뜨리거나 자학적인 태도를 보인다. 이에 어떤 심리치료사들은 환자의 인격적인 성숙도를 평가할 때 '관심받고 사랑받고자 하는 욕구의 많고 적음의 정도'를 기준으로 삼기도 한다. 세상에서 가장 소중한 사람은 바로 '자신'이라는 '자존감(自尊感, Self-Esteem)'을 몸으로 느끼면 치유가 시작된다. 심리 치유의 시작은 '자신을 사랑하는 것'이다.

여기서 유의할 점은 '자기 존중'이 '자만(自慢)'을 의미하지 않는다는 것이다. "'나' 자신이 자신일 수 있는 조건은 무엇인가?" 왜 "'너'가 아니고 '나'인가?"

병원체와 숙주의 관계를 연구하는 면역학은 장기 이식 등에서 나타나는 면역 거부 반응이나 스스로 자신의 조직을 파괴하는 자가 면역 문제에 부딪히자, 또한 몇 가지 사실을 알게 되었다. 현대 면역학은 증언한다. "'나'의 정체성은 수많은 '너'와의 관계 속에서 만들어지는 역동적인 '과정'일 뿐 고정된 '실체'가 아니라는 것." 이것은 매우 중요한 철학적 의미를 갖는다. 옳고 그름(선악)의 문제도 마찬가지다.

옳음과 그름, 선과 악은 뿌리 깊은 인간의 무지(無知)와 인간 의식의 한계로 인해 생겨나는 것이지, 그 자체로 객관적으로 존재하는 것이 아니다. 후회와 반성의 눈물은 인식의 확장이 불러온 것이다. 따라서 세상에는 나쁜 사람, 악한 사람이 있는 것이 아니라 한계가 있는 사람만이 있을 뿐이다. 모든 사람은 영적인 차원에서는 그 어떤 경우에도 순수하며, 현실에서도 자신이 지닌 의식 한계 내에서 최선을 다하고 있다는 사실을 알아야 한다. 사람들이 징벌을 선호하는 것은 바로 자신의 가슴속에서 풀리지 않는 문제를 풀기 위한 것이다. 자신이 갖고 있지만 스스로 인정하고 싶지 않고 보기 싫은 것을 타인의 모습에서 발견하고 이를 비난한다(정신분석학에서의 이를 '투사(投射)'라고 한다.). 따라서 다른 사람의 잘못을 잘 찾아내고 신랄하게 비판하는 사람이 있다면 그는 타인을 비판함으로써 자기 불만을 대체하고 있는 것이다. 그럼에도 수많은 사람들이 사형제도에 찬성하고 있다는 사실은 낮은 의식수준과 인간의 무지가 얼마나 심각한가를 말해 준다.

자신이 갖고 있는 것을 그 자신의 눈을 통해 타인에게서 발견해 내는 것이 사실이라면, 모든 문제의 해결은 나로부터 시작된다. 전통적인 치유법들은 문제의 원인을 환자에게서 찾지만, 현대화된 하와이의 치료법인 호오포노포노(Ho'oponopono)는 "문제가 된 상황이 전적으로 (심료치료사) 자신의 책임임을 인정해야만 문제를 효과적으로 해결할 수 있다."고 본다.

타인의 잘못이 대체 왜 나의 잘못이란 말인가? 보통 상식으로 쉽게 받아들이기는 어렵겠지만 호오포노포노를 개발한 이하레아카라 휴렌(Ihaleakala Hew Len) 박사는 "자신이 인식하는 세계는 모두 자신이 만들어 낸 것으로 전적(全的)으로, 말 그대로 100% 자신의 책임임을 인정하는 것"이 중요하다고 강조한다. 바꿔 말해 타인의 그릇된 언행이라고 나에게 인지된 것, 심지어는 잘못된 정치·경제·사회적 현상 등 눈앞에 있는 모든 문제는 자신의 안쪽에 있는 문제라는 것이다.

이는 일견 예수의 "너는 네 눈 속에 있는 들보를 보지 못하면서 어찌하여 형제에게 말하기를 형제여 나로 네 눈 속에 있는 티를 빼게 하라 할 수 있느냐"(눅 6:42)는 구절을 상기시킨다. 사실 이런 생각은 인류의 스승이라 불리는 성자들의 언급에서 심심치 않게 발견할 수 있다. 침묵의 성자 스리 라마나 마하리쉬(Sri

Ramana Maharshi)는 "그대가 고통에서 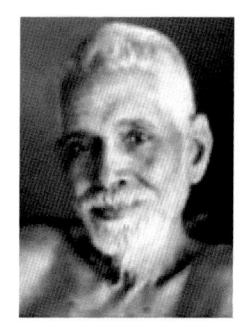 벗어나 있으면 고통은 어느 곳에도 없을 것이다. ……세상이나 고통은 다 그대 안에 있다. 그대가 만약 내면으로 눈을 돌린다면 거기에는 고통이 없을 것이다." 라고 말한다. 이런 언설들을 어떻게 이해 할 수 있을까. 단적으로 말해 우리가 어 떤 문젯거리가 있다고 인식했다면 자신

마하리쉬

의 내면에 그 문제가 존재하기 때문이다. 만약 문제가 내면에 존 재하지 않는다면 인식 자체가 불가능해진다. 무의식이라는 기억창 고에 저장되어 있는 기억들은 어떤 상황에 직면했을 때 비로소 모 습을 드러낸다.

따라서 호오포노포노의 방법은 끊임없이 우리를 지배하고 있 는 잠재의식 안에 새겨진 기억을 디바인(The Divine: 신성)과 교 신함으로써 그 기억을 지워 없애 제로(zero)상태로 되돌리는 것 이다. 앞서 EMDR(안구운동 민감 소실과 재처리 요법)에서 "'모 든 것이 기억에 어떤 방식으로 저장되었는가'의 문제"라고 하였 는데, 호오포노포노는 이 기억을 지워 없애 제로상태로 되돌리고 있다. 불교의 '공(空)'사상을 연상시키는 이 방법으로 실제 휴렌 박사는 하와이 주립 정신병원의 중증 환자 병동에서 환자들을 치

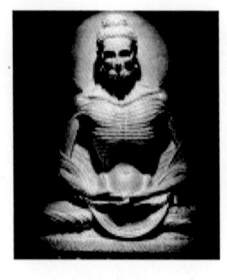
석가모니

료해 큰 성과를 거두었다고 알려져 있다.

불교 의학에서는 석가모니를 인류 최고의 의사, 즉 '대의왕(大醫王)'이라 부르는데, 그의 깨달음이 모든 사람들의 고뇌를 치료하고 건전한 심신을 가지게 해주기 때문이다. 대의왕은 네 가지 법을 성취하여 붙여진 것이다. 그 네 가지란 첫째, 병을 잘 아는 것, 둘째, 병의 근원을 잘 아는 것, 셋째, 병을 치료하는 방법을 잘 아는 것, 넷째, 병이 치료된 뒤에 다시 도지지 않게 하는 것을 잘 아는 것이다. 그러나 세간의 의사는 태어남·늙음·병듦·죽음(생로병사)의 근본적 치료방법을 사실 그대로 알지 못하며, 또한 근심·슬픔·번민·괴로움[憂悲苦惱]의 근본적 치료방법을 사실 그대로 알지 못하고 있다고 하였다.

저 세간의 훌륭한 의사는 태어남, 늙음, 병듦, 죽음, 근심, 슬픔, 번뇌, 괴로움의 근원을 진실 그대로 알아 치료할 줄 모른다. 그러나 여래, 응공(應供 : 붓다를 일컫는 이름의 하나. 마땅히 중생의 공양을 받을 만하다는 뜻), 등정각(等正覺 : 평등한 진리를 깨달은 사람이라는 뜻. 역시 붓다를 일컫는 이름)인 나는 위대한 의사로서 태어남의 근원을 진실 그대로 알아 치료할 줄 알고 늙음, 병듦, 죽음, 근심, 슬픔, 번뇌, 괴로움의 근원을 진실 그대로 알아 치료할 줄 안다. 그래서 여래·응공·등정각(자신)을 큰 의왕이라 부르는 것이다.

결국 깨달음은 생로병사와 근심·슬픔·번민·괴로움의 근본적 치료방법이다. 중생들의 고통은 탐욕과 분노, 무지에서 오는 것임을 알아야 한다. 우리가 죄악이라고 규정짓는 것들은 사실 무지에서 비롯되는 것이다.

깨달음은 곧 치유

행위 자체에 선악이 있는 것이 아니다. 단순히 살인이나 남을 해치는 행동이 나쁜 짓이라는 판단을 내리는 것은 현명하지 못하다. 만약 선한 목적을 이루기 위해 이 같은 일을 한다면 그것은 이미 나쁜 짓이라고 할 수 없다.

'정당한 살인'이 가능한가? 일견 어울릴 것 같지 않은 '정당'과 '살인'이라는 두 단어가 함께 쓰이는 것을 보면, 살인도 정당화가 가능하다. 소위 '정당방위'나 '전쟁터에서의 살인'이 그 사례가 될 수 있다. 그렇다면 "'어쨌든' 남에게 피해를 주는 것은 나쁘다"라는 식의 판단은 단견(短見)임을 알 수 있다. 경우를 따질 것 없이 그것이 나쁜 것이라면 우리는 전공자(戰功者)에게 상(賞)을 줄 수 없을 뿐만 아니라 결국 죄수를 감옥에 가둘 수도 없게 될 것이다.

누가 죄인이 되고 누구를 죄인이 아니라고 할 것인가. 아이러

니한 것은 모든 것이 마음에서 비롯된다는 생각을 부정하는 사람들도 도덕적 비난을 할 때는 (비난받는) 그 사람의 의지에 따라 모든 것이 달라질 수도 있었을 것이라고 생각한다는 사실이다. 사실은 다르다. 실제 인간의 의지는 한없이 나약하며, 비정상적이고 특이한 행위가 유전되기도 한다. 또한 한 개인의 지배적인 특성의 대부분은 이미 유아기 초반(3세 정도)에 형성되어 평생 동안 작용하는 것이 보통이다.

깨어 있는 의식을 갖고 있는 사람은 본질을 꿰뚫어 본다. 모든 인간 존재 안에 있는 온전한 정신을 그 사람의 본질로 여긴다. 누군가가 못마땅한 행동을 했다고 해서, 그 행동을 그들 존재 자체로 여기지 않는다. 그 잘못된 행동은 그 사람의 가짜 자아(에고)에서 나오는 것이며, 인간이 공동으로 가진 기능장애의 표현임을 인식한다. 용서의 마음은 이런 인식으로부터 생기는 것이다. 누구의 어떤 점에 특히 화가 나고 감정이 상하는가? 절대 용납할 수 없는 것이 있다면 무엇인가? 왜 그것이 유독 당신의 마음을 휘저어 놓는 것인가?

그것이 무엇이든 그것은 자신 안에도 있음을 알아야 한다. 그것이 자신 안에 없다면 그것은 인식되지도 않을 것이다. 자신에 대한 시각이 제한되어 있을수록, 다른 사람에게서 자신의 에고와 관련된 모습만을 바라본다. 다른 사람의 에고만을 보면서 자신

속의 에고를 강화시키고 있는 것이다.

"아는 만큼 보인다"는 말이 있듯이, 관건(關鍵)은 '의식의 지평'을 넓히는 일이다. 우리가 끊임없이 배우고 공부를 해야 하는 까닭이 바로 여기에 있다. 수많은 수행자들의 구도(求道) 목적도 바로 이것이 아닌가. 어떤 사안에 대해 여러 정황이나 의도, 목적, 과정을 고려하는 사람은 쉽사리 판단하고 단죄(斷罪)하지 않을 것이다.

문제를 바라보는 시야가 좁으면 좁을수록 어떤 일에 대한 옳고 그름의 판단은 쉽고 간단하며 재빠르게 내릴 수 있다. 그들은 짧은 답을 원한다. 많은 사람들이 일에 대한 복잡한 경위를 따지기 전에 단도직입(單刀直入)적인 판단을 듣고 싶어 하기 때문에 신중한 생각을 우유부단함으로 매도하는 경향이 있다.

어린아이들은 나이가 어릴수록 만화영화 같은 것을 보면서 'A는 나쁜 사람', 'B는 좋은 사람'이라는 식으로 판단하며 또한 상황을 간단하게 정리하고 싶어 한다. 사실 현실을 놓고 정확히 말하자면 A라는 사람은 나쁜 면과 좋은 면을 함께 가지고 있으며, B에 비해 성품 면에서 나쁜 면이 더 많다고 느껴지는 정도의 차이가 있는 것이다. 성숙된 의식은 결코 단순하게 이분적 태도를 취하지 않는다. 더욱이 8, 9세 정도의 어린아이들은 불공평한 상황에 대하여 상당히 민감하게 반응하지만, 실제 현실은 그리 공평하지 않다. 교통법규를 위반하는 차량은 많지만 신호위반 등으로 범칙금을 내야 하는 운전자는 언제나 소수이기 마련이다. 이런 현실을 무시하고 공평함을 극력 주장하는 사람이 있다면 그들은 어린아이처럼 어리석은 불평을 늘어놓고 있는 것이다. 그 흔한 "왜 나만 갖고 그래?"라는 불평의 말을 하는 사람이 있다면 그는 주변보다도 왜 자신이 주위사람들과 마찰을 겪는지 스스로를 되돌아보아야 한다. 그러나 많은 사람들이 '자기반성' 이전에 '자기 연민'에 빠지고 만다. 교통법규를 위반한 자신의 행동을 되돌아보기보다는 '운이 나쁘게 걸렸다'는 식의 억울하다는 감정에 빠져든다. 스스로 자신을 불쌍하다고 여기고 자신을 희생자처럼 느끼게 되는 자기 연민은 본인의 책임을 회피하려는 감정이다. 이들은 더 나아가 '책임 전가'를 하기 위한 대상(가족, 부모, 친구, 직장상사나 부하직원, 선생님 등)을 물색하고 자신의 부정적인 감정과 행동의 잘못을 그 대상에게로 돌린다. 정말 많은 사람들이 자신은 남에게 상처를 줄 말이나 행동을 하면서도 정작 자신에겐 지극히 너그러워서 스스로를 남의 언행에 피해를 입은 사람으로 생각한다.

이런 편협한 생각이나 제한된 의식을 지닌 사람이 질병에 시달린다면, 그들은 아픈 육체에 대하여 불평하고 자기 연민을 느끼거나 원망하기 십상이다. 그러면 그의 에고(ego: 가짜 자아)는 더욱 강해진다. 병이 곧 나 자신인가? 아니다. 병은 마음에서 비롯된 것이다. 그런데도 '나는 이러이러한 병으로 고통받는 환자다.'라고 병을 관념 속에서 자기 자신과 동일시하면 에고는 한층 더 강해진다. 실제로 중병에 걸리면 주위 사람들의 이목을 끌 수 있다. 이에 자신(에고)을 봐 달라고 에고는 스스로 더 큰 병을 만들기도 한다.

반면에 병에 걸리면 오히려 눈에 띄게 좋아지는 사람들도 있다. 자신의 내면을 되돌아본 듯이 갑자기 부드러워지고 친절해진다. 마음은 병들어 가는 사람을 다시 건강하게 일어나게도 할 수 있다. 하지만 그 사람들도 평소 에고가 강했던 사람이라면 병에서 회복되면 이내 원래의 에고가 강한 사람으로 되돌아간다. 병은 에고를 강하게 할 수도 있고 약하게 할 수도 있는 것이다. 병에 걸렸을 때 에고가 더 강해지는 사람들은 어찌 되는 것일까? 병이 없어졌다고 자신의 삶을 되돌아보지 않는다면 이내 질병에 떨어질 것이다. 병이 만성적인 것이 될 것이고, 혹 어떤 이들은 결코 회복하지 못할 것이다. 몸의 치료를 위해서 써야 할 에너지를 에고의 생각과 감정을 위한 에너지로 써 버리기 때문이다. 암세포는 자신을 증식시키지만, 결국 자신의 일부이기도 한 그 유기체를 파괴시킴으로써 자신의 파멸을 불러온다. 이것이 가짜 자아, 즉 에고의 운명이다.

암이 저절로 치유되는 경우를 살펴보자. 미국과 일본에서의 연구를 보면, 거의 모든 환자는 치유되기 직전에 인식의 극적인 변화가 있었다고 한다. 갑자기 환자는 "나 자신이 신체에만 국한되어 있지 않으며 주위에 있는 모든 것들이 자신의 일부임"을 느끼게 되었고, "치유의 힘은 자신에게 한정되어 있지 않다"는 것을 느끼게 된다는 것이다. 바로 그 순간 암 따위가 존재할 수 없는 새로운 의식수준으로 들어가게 되며, 그러면 더 이상의 암의 확산 없이 그 상태로 정지되어 있기도 하고 혹은 하룻밤 사이에 암세포가 사라지기도 한다. 아주 드문 일이지만, 거대한 암 덩어리가 하루아침에 사라질 수도 있다. 왜 같은 병에 걸리고서도 어떤 환자들은 회복하는데 어떤 환자들은 회복하지 못하는가? 이것은 사람마다 제각각인 내적 인식 기능의 차이로 설명된다. 질병에 대한 사람들의 태도는 천차만별이다.

'의식의 도약', '의식의 지평을 넓힌다'는 말의 뜻은 무엇일까. 환자는 자신 내부로부터 치유 과정을 찾고 촉진시켜야 한다. 깊은 실제에 대한, 깊은 자아의 경험이 필요하다. 세상을 어떻게 인지하느냐에 따라 인지한 모습 그대로 자신이 된다. 우리가 선택해서 보고 듣는 바대로 우리의 신체 생리도 결정된다. 따라서 지각을 열어 놓으면 우리 앞에 보이는 현실이 바뀌게 된다. 선각자들이 명상을 그토록 중시했던 까닭은 명상이 우리의 더 많은, 더 깊은 지각 통로를 열어 주기 때문이다. 그러면 현실은 크게 변화한다.

처음 윤리학을 공부하다 보면 지금-여기에서 지극히 당연하게 옳고 그른 일들이 불과 얼마 전만 해도 그렇지 않았다는 수많은 사례를 보고 충격을 받게 된다. 나아가 비단 과거의 규범과 현재의 규범이 다르다는 것뿐만 아니라, 사안에 대한 옳고 그름이 동 시점에서도 장소에 따라 얼마든지 뒤바뀐다는 사실을 목도할 수 있게 된다. 즉 지금-여기의 도덕적인 행동이 지금-저곳에서는 비도덕적인 행동이 되기도 하는 것이다.

그렇지만 적지 않은 사람들이 "무엇이 그리 복잡한가. 옳은 것은 옳은 것이고 그른 것은 그른 것이다. 어찌됐든 잘못은 잘못이다. 그렇게 따지면 세상에 책임질 사람이 아무도 없을 것"이라는 항변을 한다. 나아가 복잡하게 생각할 것 없이 '우리 사회가 요구하는 규칙과 도덕에 맞추어 행동하면 될 것'이며, 그러면 '사회질서가 유지될 것'이라는 단순한 판단을 하자고 제안한다.[이런 생각은 콜버그(Kohlberg, L.)가 말하는 도덕성 발달의 6단계에서 13세 정도의 수준(4단계: 인습적 수준)에 머무는 것이다. 대부분의 사람들이 이 수준에 머물러 있다. 어떤 형이상학적 원리나 자기 양심의 판단기준에 비추어 행동하는 수준(마지막 6단계: 인습 후기 수준)에 이르는 사람은 그다지 많지 않다.]

하지만 이는 궁극적인 진리를 추구하고 거기에 비추어 자신의 행위를 반추(反芻)해 보려는 사람들의 내적 욕구를 만족시켜 주지 못한다. 궁극적인 앎을 추구하는 사람들은 언제든지 변할 수 있는 윤리규범에 얽매여 행동하고 싶어 하지 않을 것이기 때문이다. 이들은 비록 자신의 행위가 자신이 속한 사회적 표준에는 어긋나지 않는다고 하더라도 다른 곳에서는 비도덕적인 행위가 될 수 있다는 사실을 심적으로 받아들이기 힘들어한다. 따라서 궁극적 진리를 갈구하는 사람들은 자신의 행위가 단지 '어떤 한 사회의 질서 유지에 도움이 되는가'를 넘어서서 '시공을 초월하는 보편적인 규범이나 진리를 발견하고 거기에 자신의 생각과 행위가 부합되는가'를 확인해 보고 싶어 한다. 만약 신(神)의 존재를 전제하는 사람이라면 당연히 그에게는 신의 지침이 곧 규범이나 진리의 표준이 된다. 신은 모든 존재의 근원이기 때문이다. 나아가 신의 영역에 대해서까지도 의구심을 품는 사람은 '과연 신은 전지전능한가?' '신이 우리에게 주는 지침이 신의 독단이나 독선은 아닐까?'라는 의문도 제기한다.

무엇보다도 깨달음은 치유의 힘을 불러온다.

『신심명(信心銘)』은 중국 선종(禪宗) 제3조(祖) 승찬(僧璨)이 석가의 대도(大道)를 널리 알리기 위하여 지은 책이다. 여기에는 다음과 같은 말이 나온다.

우리에게 옳고 그름에 대해 조금이라도 분별심이 남아 있다면, 정신은 혼란에 빠져 파멸할 것이다.

지극한 도는 어렵지 않으니 미워하고 사랑하지만 않으면 확연히 밝아지니라. 털끝만큼이라도 차이가 있다면 천지만큼 벌어지나니 도가 드러나길 바란다면 따름과 거스름을 두지 말라. 어긋남과 따름이 서로 다투면 마음의 병이 되나니 현묘한 뜻은 알지 못하고 공연히 생각만 고요히 하도다.[至道無難 唯嫌揀擇 但莫憎愛 洞然明白 毫釐有差 天地懸隔 欲得現前 莫存順逆 違順相爭 是爲心病 不識玄旨 徒勞念靜]

이 두 구절은 불교심리치료에서 간혹 언급되곤 하는데, 미워하고 사랑하지 않으며 어긋남과 따름[順逆]을 두지 않으면 도(진리)가 드러난다고 하였다. 마음의 병은 증애(憎愛)와 순역(順逆)에서 비롯되는 것이다. 이 말이 우리 현실과는 동떨어진 고상한 말이라고 생각되거나 어떤 원론적인 의미에서의 발언이기에 보통 사람들은 수용하기 힘든 것이며 성인군자나 말하고 행할 수 있는 그런 경지의 것이라고 여겨서는 안 된다.

현대인의 스트레스는 대부분 대인관계에서 비롯되는데, '관계(關係)'에 대한 그릇된 생각이 마음의 병을 만든다. 특히 배우자와의 관계는 그 극명한 실례(實例)가 될 수 있다.

'부부는 궁극으로 가는 동반자'라고 하는데, 이 말의 진짜 의미는 무엇일까?

융(Carl Gustav Jung)은 자아에 의해 '가려진 의식'을 '그림자(shadow)'라고 불렀는데, 우리가 알아보지 못하거나 보고 싶지 않아서 의식하지 못하는 거부된 영역을 뜻한다. 사람들은 이 무의식의 그림자를 자신과 비슷한 부류의 타인에게 투영하여(욕하거나 비방함으로써) 자신은 도덕적이며 완전하다고 믿고 싶어 한다. 그런데 누구나 자신의 그림자를 배우자로부터 인식하기 때문에, 상대를 통해 나 자신이 발전할 수 있는 가장 좋은 계기는 배우자를 통해 얻을 수 있다. 배우자는 인생의 가장 가까운 동반자로서 보통 평생을 함께하게 된다. 그리고 상대에게서 발견되는 자신의 그림자를 잘 이용하는 것을 통해서만 서로 가까워진다. 즉 자신의 내면에 있던 의식하지 못했던 정신적 부분들을 상대를 통해 발견하고 자신의 의식에 통합시키면 온전한 각각(各各)이 되는 것이다. 진정으로 자신을 찾게 되면 더 이상 다른 사람은 필요치 않게 될 것이며, 이때 타인과의 관계는 스스로의 선택에 의해 맺어지는 것이기에 우리는 자유롭다. 진리는 우리를 자유케 하는 것이다.

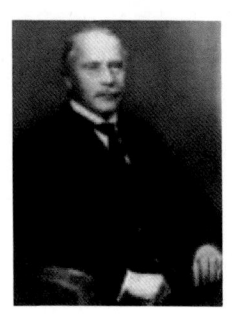

카를 구스타프 융

따라서 "당신 없으면 살 수 없다."거나 "당신이 없으면 나는 아무것도 아니다." 식의 표현은 일견 멋있게 보이지만, 진실과는 거리가 멀다. 실제로 상대가 그렇게 느껴진다면 상대를 자신의 그림자를 인식하는 데 이용할 뿐, 자신이 투영한 것을 처리하고 다시 거두어들이는 노력을 포기한 것이다. 상대에 대한 사랑과 미움의 감정은 상대에게서 자신의 긍정적인 부분과 부정적인 면의 그림자를 발견함으로써 생긴다. 즉 배우자에게서 자신의 (그림자의) 부정하고 싶은 부분을 발견하면 미워하고, 긍정적인 면을 발견하면 사랑스런 감정을 갖게 된다. 배우자가 보여 주는 자신의 모습(그림자)을 자신의 의식 내에서 하나로 통합하면 미움도 사랑도 사라지는 것이다. 이때 배우자는 더 이상 애증(愛憎)의 대상이 아니다. 다른 사람의 자유를 통해 나 역시 자유스러워진 상태다. 이것이 바로 앞서 『신심명(信心銘)』의 "지극한 도는 어렵지 않으니 미워하고 사랑하지만 않으면 확연히 밝아지느니라."는 말의 뜻일 것이다.

쉽게 납득하기 어렵겠지만 가장 이상적인 배우자 관계는, 독일의 심리치료사 달케(Rüdiger Dahlke)의 말처럼 "한쪽이 다른 한쪽을 더 이상 필요로 하지 않을 때 그 목적을 달성한 것이다." 만약 배우자 쌍방이 서로의 그림자를 확인만 할 뿐, 자신의 의식으로 통합하려는 행위를 하지 않는다면 ― 혹은 성격이나 취향이 비슷하여 그림자의 부정적인 면을 서로 들춰내지 못한다면 ― 애증(愛憎)의 관계는 지속되며 그림자를 배우자 외의 바깥의 사람

들에게서 보게 될 것이다. 물론 배우자 외의 타인들과도 애증관
계를 맺는 방식은 동일하다.

그리스의 철학자 헤라클레이토스(Herakleitos, B.C. 540?∼?)
는 무의식적 사랑은 일시적이나 의식적인 사랑은 영원하다고 하
였다. 의식적인 사랑은 사랑 자체가 깨어 있게(Awareness) 된다.
관계(關係) 속에서 깨어 있게 되면 다른 사람에게 관심을 갖고
보살필 뿐 타인을 이용하지 않는다. '필요'에 의해서가 아니라 자
신의 '선택'에 의해서 관계를 맺게 된다. 그러나 처음부터 잘못
설정된 부부관계는 비극으로 끝나기 쉽다. 부부의 인연은 사업상
의 거래관계와 같은 것이 아니다. 하지만 많은 부부들이 '(물심양
면에서) 내가 베푼 만큼 상대도 나에게 해 줄 것을 기대하는' 그
릇된 생각으로 결혼생활을 시작하며, 그 틀에서 벗어나면 '상대

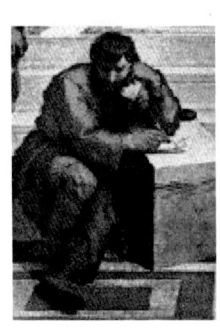

헤라클레이토스

가 나를 배신했다'고 생각한다. 배우자의
배신은 용서할 수 없는 죄악이라는 (특히
우리) 사회적 통념은 상대가 일종의 의무
감에서 자신에게 헌신할 것을 강요한다.
배우자가 나에게 헌신한다면 그것은 의무
감이 아니라 그 자신의 선택에서 나온 자
발성이어야 한다. 이제 그 흔한 사랑에
대한 통념은 재고되어야 한다. 진정한 사

랑은 아무런 결핍감을 갖지 않는다. '사랑은 주거나 받는 것'이 아니며, '사랑에 빠지는(Fall in love) 것'도 아니다. '사랑에 빠진다'는 그것은 대체로 에고(ego)의 결핍감과 욕구가 극대화된 것이다. 그래서 '날 사랑한다면 이 정도는 해 주어야 한다'고 요구하기 시작한다. 그러나 결핍감을 채우는 데 실패하면 어찌 되는가? 배우자에게 분노할 것이다. 이것은 진정한 사랑이 아니다. 본래 사랑에는 제한(制限)이 없으며, 사랑 안에서 일어나야(Rise in love) 한다.

그럼에도 우리는 '아주 성실하고 착한 사람이라는 평판을 듣는 사람'이 암에 걸리는 것을 보며, 하늘은 인간사에 공평하지 않다는 불평을 하곤 한다. "하필이면 왜 그렇게 착한 사람이 그런 몹쓸 병에 걸리는 것인가?" 하지만 그 착한 사람은 실제로 '조건부 사랑', 즉 '주는 사랑'을 하고 있는 것이다. 비록 겉으로는 남에게 사랑을 베푸는 선한 사람이지만, 내심 자신의 사랑에 대한 보답을 받지 못하면 병이 나게 된다. 물론 이런 행동은 강박적인 것이다. 엄격한 윤리규범은 인간의 자유로운 본성에 어긋나며 이는 마음에 억압을 가져오기 마련이다. 또한 마음의 억압은 신체의 질병으로 나타난다.

나가는 말: 일체유심조

지금까지 '동서양의 의학에서 바라보는 마음은 어떤 것인가'에 대해 살펴보았다. 기존에 마음에 대한 수많은 얘기와 논의가 있었음에도 새삼스레 다시 마음을 의학의 입장에서 바라본 것은, "의학은 보다 현실적·실제적 측면에서 '마음'이라는 실체에 접근할 수 있다."는 장점을 갖기 때문이다.

하지만 살펴본 것처럼 마음은 단지 신체의 치유라는 차원에 머물지 않는다. '일체유심조(一切唯心造)'라는 말처럼 모든 것이 마음에 달려 있다고 해도 과언이 아니다. 세상은 우리의 심신(心身)을 시작으로 우리를 둘러싼 사회와 자연으로 구성된다. 곧 '세계＝마음＋사회＋자연'인 것이다.

사실 '인간은 소우주'라고 보았던 오랜 우리의 전통적 시각으로 보면, 사람은 정신적인 부분[心]과 육체적인 부분[肉], 그리고 사회직인 개체성[身]이 결합된 존재다. 우리는 이목구비로 온 우주를 살필 수 있다. 이목구비는 우주를 관찰하는 인식의 주체로서 인간 안에 있는 우주라고 할 수 있다. 이에 인체의 중심은 '배꼽'이 아니라, '인중(人中)'이다. 천기(숨)를 받아들이는 코와 지기(음식)를 섭취하는 입 사이에 인중(인중＝인체의 중심)이 있는 것이다. 반면에 신체 내부에 있는 모든 내장이나 신체 외부의 부위를 나타내는 글자에는 모두 '고기 육(肉)' 자가 붙어 있다. 폐비간신(肺脾肝腎, 고기 육(肉) 자의 간략형＝月) 등이 그것이다. 반면에 우주를 받아들이는 머리에 있는 신체기관들은 모두 각자의 글자를 갖는다. 귀 이(耳), 눈 목(目), 입 구(口), 코 비(鼻)가 그렇다. 단 장기 중에 유일하게 심장[心]만 고기 육(肉) 자가 들어가지 않는데, 심장은 동양에서는 마음의 상징이자 사랑의 상징이다. 사랑은 병들지 않기에, 심장은 암에 걸리지 않는 유일한 장기다. 슬픈 일을 겪으면 머리가 아플까, 가슴이 아플까. 어떤 일에 감동을 하면 가슴에서 느껴지지 않는가. 어떤 일에 가슴이 미어지기도 하고, 감동의 물결이 가슴에서 파도치기도 한다.

다비드 세르방 – 슈레베르(David Servan – Schreiber) 박사는 심장은 특히 감사하는 마음에 민감하며, 모든 형태의 사랑에 가장 민감하게 반응하여 자기가 사랑하는 아이나 자신을 사랑하는 아이, 심지어 애완동물을 떠올리기만 해도 반응을 보인다고 한다. 반면에 부정적인 생각이나 고민거리에 빠지면 이상 심장박동 상태가 자리 잡기 시작한다. 그는 말하기를 30년 이래 서구사회에서 우울증 발병률은 계속 증가하고 있지만, 이에 대한 해결책을 찾는다면 항우울제 복용이 아니라, 일상생활에서 사람들과 맺고 있는 폭력적인 관계부터 치료해야 한다고 역설한다.

많은 사람들이 몸을, 정신을 둘러싼 '나'의 껍질 정도로 여기고 있지만, 몸은 본질적으로 생물학적 실체인 동시에 사회적 산물이라는 뜻이다.

다시 말해 몸은 자아와 사회가 기초하고 있는 생물적 토대이지만, 거기에는 권력이 행사된다. 예컨대 몸에 행사되는 권력의 문제를 파헤친 것이 푸코(Michel Foucault)의 몸이론이다. 몸은 사회성을 지닌다. 푸코의 모든 논의의 중심에는 인간의 신체가 있었으며, 개인의 몸에 작용하는 일정한 관계망 속에서 권력의 작용을 살필 수 있다고 말한다.

따라서 '신체'라는 개념은 '육체'라는 개념과 구분해 사용할 필요가 있다. '신(身)'이 'body'의 의미라면 '육(肉)'은 'flesh' 혹은 'meat'라는 의미를 갖는다. 육(肉)은 '육화(肉化, Incarnation)'라는 낱말을 통해서 그 의미를 알 수 있듯이 '말(logos)'이 '살(flesh)' 형체를 띠고 나타난 것이다. '정신'과 상반되는 어휘다. 한마디로 '신체(身體)'가 의식이 개입된 인간의 몸을 지칭한다면, '육체(肉體)'는 객관적인 물체로서 물(物, matter)에 가까운 개념

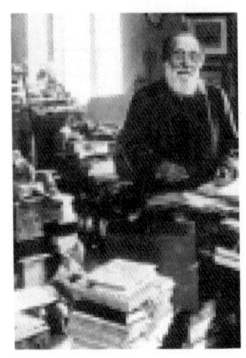

루돌프 피르호

이다. 가히 인간은 소우주로서, 인간의 '육신(肉身)'은 자연과 사회의 반영이라고 할 수 있다.

당연히 자연이 병들고 사회가 병들면 인간의 육신 또한 병들 수밖에 없다. 아유르베다에 따르면 "환경은 몸이라는 물리적 존재의 연장"이다. 또한 사회의학의 원조로 추앙받는 독일의 병리학자 루돌프 피르호(Rudolf Virchow, 1821 ~1902)는 질병은 "몸이라는 국가를 구성하는 시민(세포)들 사이의 투쟁"이며 "변화된 조건 속의 생명", "의학은 사회과학이고 정치학은 확대된 의학"이라고 주장한다. 이것이 20세기 후반에 등장했던 생물 - 심리 - 사회 모델(bio - psycho - social model)의 초기 형태다.

이런 관점에서 세상을 한번 둘러보자. 작금의 세계적인 사회문제로는 핵 확산과 핵전쟁의 위협, 인구 폭발과 식량문제와 같은 것들이 있고, 자연의 문제로는 환경오염과 생태계 파괴 등과 같은 시급한 문제들이 산적해 있다.

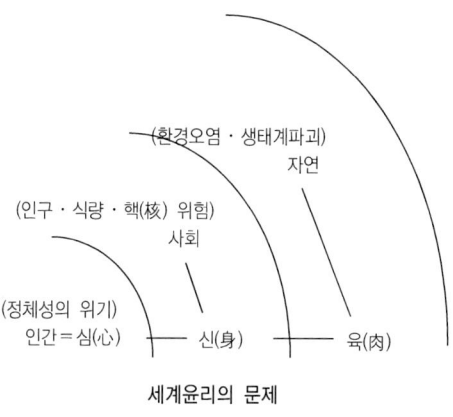

(환경오염 · 생태계파괴)
자연

(인구 · 식량 · 핵(核) 위험)
사회

(정체성의 위기)
인간＝심(心)　　　신(身)　　　육(肉)

세계윤리의 문제

　환경오염과 생태계 파괴는 질병을 유발하여 우리의 육체(肉體)
를 망가뜨리고, 인구 폭발에 따른 식량문제는 우리의 신체(身體)
를 병들게 한다. 핵 확산과 핵전쟁의 위험은 우리의 존재 자체를
위협한다. 근본적으로 정체성의 위기는 우리의 마음을 흔든다.

　인류를 압박해 오는 미증유의 세계적 문제들은 여전히 마음에
서 비롯된 것이고, 그 해결책도 결국 마음에서 구해진다. 우리 신
체 내부에 존재하는 의사는 비단 신체뿐만 아니라 세상을 고칠
수 있는 의사다. "마음은 에너지 같은 것으로서 몸 밖으로 방사
되어 다른 사람이나 생물 혹은 무생물에까지 전달될 수 있고, 나
아가 어떤 일도 할 수 있는 무한한 능력을 갖고 있다."는 주장도
이런 맥락에서 이해가 가능하다. 불교의 화엄사상은 우주의 일체

가 모두 마음이라고 하여, 삼라만상(森羅萬象)이 모두 마음을 알아차리는 저마다의 방식을 띤다고 한다. 인간만이 마음이 아니라, 동·식물은 물론이고 심지어 무생물도 (잠자는) 마음상태를 이루고 있다고 하여 우주가 한 마음[一心]이다.

우리가 무심코 사용하는 말 중에는 깊은 숨은 뜻이 있는 말들이 많다. 가장 흔히 쓰는 영어 문장 중의 하나인 "What's the matter?"라는 말에는 깊은 함의가 있다.

일상적으로는 '무슨 일인가?'라는 의미로 사용하는 "What's the matter?"를 직역하면 "그 물질이 무엇인가?"라는 말이다. 즉 눈앞에 나타난 물질을 보고 그 이면의 생각과 정신상태를 추리해 본다는 의미다. 이는 '모든 생각이나 의식은 물질화된다'는 뜻이며 나아가 '물질화되어 나타난 모든 현상이나 사건들은 우연히 일어난 것이 아니라'는 것이다. 이렇게 보면 질병도 나의 마음가짐에 따라 온 것이며, 모든 일은 나로 말미암아 일어나는 것이다.

그러나 아직 마음과 의식의 중요성에 대한 인식은 여전히 부족하다. 우리는 마음의 힘이 얼마나 큰 것인가를 의학을 통해 실감(實感)해 볼 수 있다. 그것이 곧 심신의학이다.

참고문헌

김홍경, 『동양의학혁명(총론)』, 신농백초, 1989.

김홍경, 『내 몸은 내가 지킨다』, 식물추장, 2000.

다비드 세르방–슈레베르, 정미애 역, 『치유』, 문학세계사, 2004.

디팍 초프라, 최훈·김선화 역, 『정신신체의학의 기적』, 군자
　　출판사, 2002.

뤼디거 달케, 『몸은 알고 있다(Krankheit als Weg)』, 이지앤, 2006.

어윤형, 『오행은 뭘까』, 세기, 1994.

에크하르트 톨레, 『NOW – 행성의 미래를 상상하는 사람들에
　　게』, 조화로운 삶, 2008.

앤 해링턴, 조윤경 역, 『마음은 몸으로 말을 한다』, 살림, 2009.

이영돈, 『마음』, 예담, 2006.

이사도르 로젠펠드, 박은숙·박용우 역, 『대체의학』, 김영사, 1998.

조 바이텔·이하레아카라 휴렌, 『호오포노포노의 비밀』, 눈과
　　마음, 2008.

최인원 외, 『5분의 기적 EFT』, 정신세계사, 2008.

폴린 월린, 『내 안의 말썽쟁이 길들이기(Taming Your Inner Brat)』, GenBook(젠북), 2007.

이미지 출처

히포크라테스: http://blog.naver.com/blueven?Redirect＝Log&logNo＝30011517457

데카르트: http://blog.naver.com/ahkeha?Redirect＝Log&logNo＝30016182740

마음은 몸으로 말을 한다: http://cafe.naver.com/sallimbooks/992

프로이트: http://cafe.naver.com/19091026/161

슈바이처: http://blog.naver.com/skanwl919?Redirect＝Log&logNo＝130004705637

최면과 출산: http://cafe.naver.com/happymaum/1819

데이비드 호킨스: http://blog.naver.com/hykoh94?Redirect＝Log&logNo＝10051034938

디팍 초프라: http://cafe.naver.com/growingsoul/560

빌리 밀리건: http://blog.naver.com/unisky25?Redirect＝Log&logNo＝10043383048

로저 칼라한: http://cafe.naver.com/bizeft.cafe?iframe_url＝/Article - Read.nhn%3 Farticleid＝35

오행의 상생, 상극: http://blog.naver.com/jys1978?Redirect＝Log&logNo＝19498841

화타: http://blog.naver.com/hansufom?Redirect＝Log&logNo＝110073845088

의방활투: http://blog.naver.com/redrosequeen?Redirect = Log&logNo
= 30053955590

허준: http://blog.naver.com/myshinhwa14?Redirect = Log&logNo
= 150046736655

황제내경: http://blog.naver.com/ssabj?Redirect = Log&logNo = 140072466427

이제마: http://blog.naver.com/myshinhwa14?Redirect = Log&logNo
= 150046736655

스리 라마나 마하리쉬: http://cafe.naver.com/poweroflight/1984

석가모니: http://cafe.naver.com/whswk0/583

융: http://blog.naver.com/kingknight77?Redirect = Log&logNo =
70046436546

헤라클레이토스: http://blog.naver.com/pertinax?Redirect = Log&logNo
= 50024941908

루돌프 피르호: http://blog.naver.com/jd1000?Redirect = Log&logNo
= 70014739784

색인

[ㄱ]

간담(肝膽) 65
감기 52, 53
감정 29, 41~43, 45~48,
    51, 53, 57, 60, 62, 63,
    75, 76, 79, 80, 83, 85,
    88, 96, 98, 99, 105
개리 크레이그 46
걱정 29, 64, 72
건강심리학 63, 73, 74
격치고 81
경락 46, 48~50, 67
고정관념 35
과민성 대장증상 28
관계요법 59
관법 53
광치요법 25

궐음(厥陰)경락 48
그림자 104, 105
기(氣) 42, 66, 67
기대(期待) 87
긴장성 근육염 증후군 30
긴장완화반응 13
깨달음 30, 38~40, 58, 92,
    93, 95, 102
꾀병 28

[ㄴ]

나병 28
내면의 말썽쟁이 83, 85
내면의 어린 아이 83, 85
노시보 효과 12
뇌 6, 21, 51, 63, 76
뉴잉글랜드 의학저널 14
뉴턴 18

[ㄷ]

다비드 세르방 - 슈레베르 110
다중인격 43
달케 105
데이비드 사이몬 41
데이비드 호킨스 38
데카르트 14, 15
데카르트적 이원론 14
동양심리학 85
동의(東醫) 70, 72
동의보감 5, 65, 66, 69~72, 76
동의수세보원 70~72, 80, 81

[ㄹ]

라이트 씨의 이야기 23
로버트 애더 18
로저 칼라한 46
루돌프 피르호 112
뤼디거 달케 29

[ㅁ]

마음은 몸으로 말을 한다 24, 25
마음챙김 명상 53
마음챙김에 기반을 둔 스트레스 감소 54

마취 수술 48

마하리쉬 91
면역계 17, 18, 25
면역력 52, 53
명상 13, 15, 19, 26, 101
몸은 알고 있다 30
무의식 5, 30, 31, 45, 84, 91, 104
미움 29, 105

[ㅂ]

바이오피드백 25
배우자 103~107
불교 의학 92
불교심리치료 103
불임 치료를 위한 심신프로그램 35
붓다 40, 92
빌리 밀리건 43, 44

[ㅅ]

사랑 28, 29, 39, 42, 87, 88, 103, 105, 106, 110
사상심학 79
사상의학 79, 81, 83
사심(邪心) 81, 83
사암침법 50
사이몬튼 53

삼보(三寶)   65, 66
상상임신   12
생물 – 심리 – 사회 모델   112
샤르코   17
소양경락   49
수궐음심포   49
수소양삼초   49
수양   71, 72, 81, 85
순수이성비판   15
슈바이처   21~23, 25
스트레스   16, 17, 27, 38, 52, 54, 57, 103
승읍혈   46
승찬   102
시계의 비유   14
신(神)   66, 102
신경계   17, 18
신경언어프로그래밍   45
신경정신과   73
신경증   17
신심명   102, 105
심(心)경락   48
심낭   76
심리요법   59
심리의학   73
심리체계   18
심보   11, 49, 79, 80
심성의학   69, 75
심신상관적 사유   14, 51, 59
심신의학   5~7, 11~13, 15, 16, 19, 21, 25, 26, 39~41, 52, 54, 59, 74, 75, 79, 114
심신의학센터   19
심신이원론   15
심신증   64
심인경(心印經)   65
심장   6, 42, 58, 63, 64, 76, 80, 110
심포(心包)   80
심포의학   69, 75, 76, 81

[ㅇ]

아유르베다   40, 41, 112
안구운동 민감 소실과 재처리 요법   91
알레르기   43
암시   24~26, 48
앤 헤링턴   24
앨리스 도마   35
양명경락   48, 49
양자   42
양자물리학   18, 42
양자의학   37, 42
양자이론   40
에고   96, 97, 99, 100, 107
에너지 심리학   74
에테르 마취   34
염처명상   53

영혼 14, 15, 41, 42
예수 87, 90
옌스 라이히 52
오금희 59
오링테스트 37
오장육부 64, 76, 80
오지상승위치료법 62, 67
오행 55~58, 61, 62, 65
용기 39, 50
운동역학 37
웃음 15
위빠사나 53
위약 효과 11
유도영상법 25
유전자 52
유전자 중심설 18
육기(內氣) 60
육기(六氣) 62
육신 112
윤리학 101
융 104
음양 55, 57
응용근신경학 37
응용심리학 73, 74
응용운동역학 37
의방활투 61, 62
의식수준 37, 40, 90, 100
의식의 지도 38, 39
의식혁명 37
의심리학 74, 81

의철학 71, 75, 81
의학심리학 73~75
이목구비 109, 110
이완 13, 35
이정변기요법 67
이제마 70, 79~82
이중맹검법 11
인격 43, 44, 84
일과성 열감 22
일체유심조 26, 109

[ㅈ]

자궁 12, 17, 34, 35
자기 연민 98
자기 최면 35
장개빈 61
장중경 60
정(精) 66
정기신(精氣神) 65, 66
정서적 자유기법 46, 48
정신-종양학 18
정신신경면역학 17, 18
정신신경증 17
정신신체적 12
정신의학 23, 73
제임스 레스턴 47
조지 굿하트 37
족소양담경 50
존 다이아몬드 38

존 사노 30
존 카밧진 54
주진형 60, 61
중도 58, 59
중용 39
중풍(中風) 63
진통제 28

[ㅊ]

체질 58
초프라 40~44
최면술 26, 33, 34
최면출산 33~35
치유 19, 24, 30, 39, 41, 46,
    54, 67, 72, 83, 88, 95,
    100, 102, 109
침술 47, 48, 51

[ㅋ]

칸트 15
콜버그 101
퀀텀 힐링 44
크레비오젠 23, 24
크리슈나 40
큰가슴근 빗장뼈 분지 38

[ㅌ]

태양경락 49
태음경락 48
태행 81, 83
톨레 84
통증 27, 28, 30, 31, 34, 46,
    47
투사(投射) 89

[ㅍ]

폴린 월린 83, 85
푸코 111
프란신느 샤피로 51
프로이트 7, 17
플라시보 효과 11, 48

[ㅎ]

하인로트 12
하트메쓰 연구소 76
한 마음 18, 114
한스 셀리 16
한의학 정신요법 67
허버트 벤슨 5, 13
허준 69~71
헤라클레이토스 106
호오포노포노 90, 91
홀랜드 18

화엄사상 113
화타 55, 59, 60
활투(活套) 61
황도연 61
황제내경 76, 77, 80
휴렌 90, 91
희로애락 79, 80, 82
히스테라 17
히스테리 16, 17
히포크라테스 12

[E]

EFT 45~47
EMDR 45, 51, 91

[M]

MBSR 54
Mindfulness 53

[N]

NLP 45

[T]

TFT 45~47

[V]

Vipassana 53

허 훈 ─────────────────────────────────

▌약 력

동양철학 박사
중앙대학교 강사

▌주요 논저

『사상체질로 본 성공리더의 조건』(거름, 2003),
『활인의 리더십』(새로운 제안, 2005),
『이제마의 건강심리학』(한국학술정보(주), 2007),
『한국윤리와 생명윤리』(한국학술정보(주), 2007)
『동무 이제마의 철학사상』(심산, 2008),
『보인다 윤리』(한국학술정보(주), 2009)
외 다수

통서양의 심신의학

몸으로 마음은 말한다

초판발행 2010년 5월 17일
초판 7쇄 2020년 2월 10일

지은이 허 훈
펴낸이 채종준

펴낸곳 한국학술정보(주)
주소 경기도 파주시 회동길 230(문발동)
전화 031 908 3181(대표)
팩스 031 908 3189
홈페이지 http://ebook.kstudy.com
E-mail 출판사업부 publish@kstudy.com
등록 제일산-115호(2000. 6. 19)

ISBN 978-89-268-4210-2 93180 (Paper Book)
 978-89-268-4211-9 95180 (e-Book)